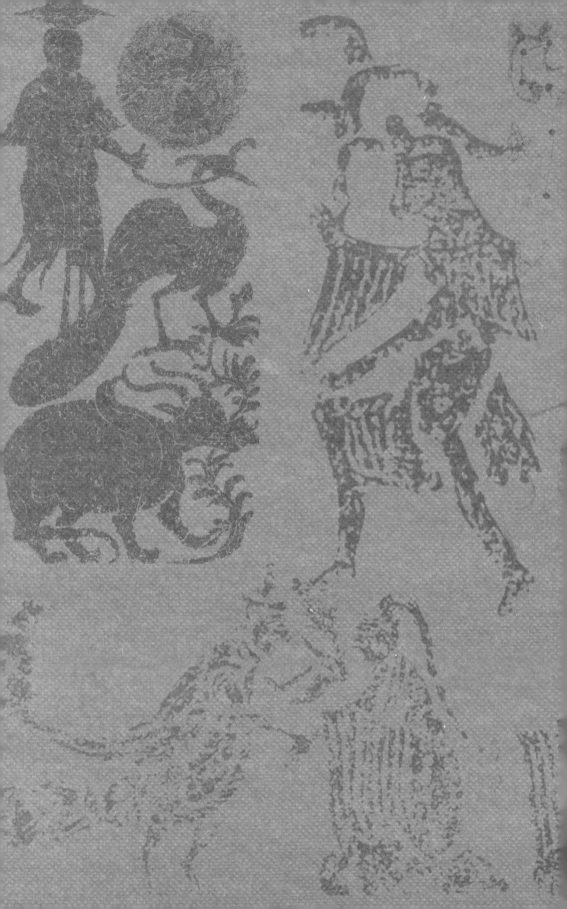

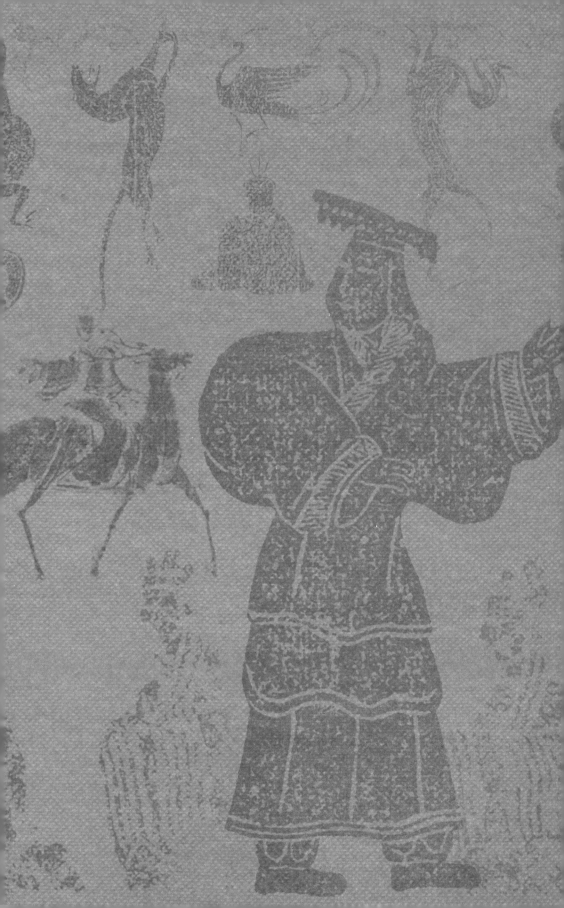

中国古医籍整理丛书

眼科开光易简秘本

清·刘集福 纂辑

夏 琰 梁海涛 校注

中国中医药出版社

·北 京·

图书在版编目（CIP）数据

眼科开光易简秘本/（清）刘集福纂辑；夏琰，梁海涛校注.
—北京：中国中医药出版社，2017.4
（中国古医籍整理丛书）
ISBN 978 – 7 – 5132 – 3511 – 2

Ⅰ.①眼… Ⅱ.①刘… ②夏… ③梁… Ⅲ.①中医五官科学 –
眼科学 – 中国 – 清代 Ⅳ.①R276.7

中国版本图书馆 CIP 数据核字（2016）第 155192 号

中 国 中 医 药 出 版 社 出 版
北京市朝阳区北三环东路 28 号易亨大厦 16 层
邮政编码　100013
传真　010 64405750
保定市中画美凯印刷有限公司印刷
各地新华书店经销
*
开本 710 × 1000　1/16　印张 9.5　字数 54 千字
2017 年 4 月第 1 版　2017 年 4 月第 1 次印刷
书　号　ISBN 978 – 7 – 5132 – 3511 – 2
*
定价　38.00 元
网址　www.cptcm.com

国家中医药管理局
中医药古籍保护与利用能力建设项目
组织工作委员会

前　言

　　中医药古籍是传承中华优秀文化的重要载体，也是中医学传承数千年的知识宝库，凝聚着中华民族特有的精神价值、思维方法、生命理论和医疗经验，不仅对于传承中医学术具有重要的历史价值，更是现代中医药科技创新和学术进步的源头和根基。保护和利用好中医药古籍，是弘扬中国优秀传统文化、传承中医学术的必由之路，事关中医药事业发展全局。

　　1949 年以来，在政府的大力支持和推动下，开展了系统的中医药古籍整理研究。1958 年，国务院科学规划委员会古籍整理出版规划小组在北京成立，负责指导全国的古籍整理出版工作。1982 年，国务院古籍整理出版规划小组召开全国古籍整理出版规划会议，制定了《古籍整理出版规划（1982—1990）》，卫生部先后下达了两批 200 余种中医古籍整理任务，掀起了中医古籍整理研究的新高潮，对中医文化与学术的弘扬、传承和发展，发挥了极其重要的作用，产生了不可估量的深远影响。

　　2007 年《国务院办公厅关于进一步加强古籍保护工作的意见》明确提出进一步加强古籍整理、出版和研究利用，以及

"保护为主、抢救第一、合理利用、加强管理"的方针。2009年《国务院关于扶持和促进中医药事业发展的若干意见》指出，要"开展中医药古籍普查登记，建立综合信息数据库和珍贵古籍名录，加强整理、出版、研究和利用"。《中医药创新发展规划纲要（2006—2020）》强调继承与创新并重，推动中医药传承与创新发展。

2003~2010年，国家财政多次立项支持中国中医科学院开展针对性中医药古籍抢救保护工作，在中国中医科学院图书馆设立全国唯一的行业古籍保护中心，影印抢救濒危珍本、孤本中医古籍1640余种；整理发布《中国中医古籍总目》；遴选351种孤本收入《中医古籍孤本大全》影印出版；开展了海外中医古籍目录调研和孤本回归工作，收集了11个国家和2个地区137个图书馆的240余种书目，基本摸清流失海外的中医古籍现状，确定国内失传的中医药古籍共有220种，复制出版海外所藏中医药古籍133种。2010年，国家财政部、国家中医药管理局设立"中医药古籍保护与利用能力建设项目"，资助整理400余种中医药古籍，并着眼于加强中医药古籍保护和研究机构建设，培养中医古籍整理研究的后备人才，全面提高中医药古籍保护与利用能力。

在此，国家中医药管理局成立了中医药古籍保护和利用专家组和项目办公室，专家组负责项目指导、咨询、质量把关，项目办公室负责实施过程的统筹协调。专家组成员对古籍整理研究具有丰富的经验，有的专家从事古籍整理研究长达70余年，深知中医药古籍整理研究的重要性、艰巨性与复杂性，履行职责认真务实。专家组从书目确定、版本选择、点校、注释等各方面，为项目实施提供了强有力的专业指导。老一辈专家的学术水平和智慧，是项目成功的重要保证。项目承担单位山东中医药大学、南京中医药大学、上海中医药大学、福建中医药大学、浙江省中医药研究院、陕西省中医药研究院、河南省中医药研究院、辽宁中医药大学、成都中医药大学及所在省市中医药管理部门精心组织，充分发挥区域间互补协作的优势，并得到承担项目出版工作的中国中医药出版社大力配合，全面推进中医药古籍保护与利用网络体系的构建和人才队伍建设，使一批有志于中医学术传承与古籍整理工作的人才凝聚在一起，研究队伍日益壮大，研究水平不断提高。

本着"抢救、保护、发掘、利用"的理念，该项目重点选择近60年未曾出版的重要古医籍，综合考虑所选古籍的保护价值、学术价值和实用价值。400余种中医药古籍涵盖了医经、基础理论、诊法、伤寒金匮、温病、本草、方书、内科、外科、女科、儿科、伤科、眼科、咽喉口齿、针灸推拿、养生、医案医话医论、医史、临证综合等门类，跨越唐、宋、金元、明以迄清末。全部古籍均按照项目办公室组织完成的行业标准《中医古籍整理规范》及《中医药古籍整理细则》进行整理校注，绝大多数中医药古籍是第一次校注出版，一批孤本、稿本、抄本更是首次整理面世。对一些重要学术问题的研究成果，则集中收录于各书的"校注说明"或"校注后记"中。

"既出书又出人"是本项目追求的目标。近年来，中医药古籍整理工作形势严峻，老一辈逐渐退出，新一代普遍存在整理研究古籍的经验不足、专业思想不坚定等问题，使中医古籍整理面临人才流失严重、青黄不接的局面。通过本项目实施，搭建平台，完善机制，培养队伍，提升能力，经过近5年的建设，锻炼了一批优秀人才，老中青三代齐聚一堂，有效地稳定了研究队伍，为中医药古籍整理工作的开展和中医文化与学术的传承提供必备的知识和人才储备。

本项目的实施与《中国古医籍整理丛书》的出版，对于加强中医药古籍文献研究队伍建设、建立古籍研究平台，提高古籍整理水平均具有积极的推动作用，对弘扬我国优秀传统文化，推进中医药继承创新，进一步发挥中医药服务民众的养生保健与防病治病作用将产生深远影响。

第九届、第十届全国人大常委会副委员长许嘉璐先生，国家卫生计生委副主任、国家中医药管理局局长、中华中医药学会会长王国强先生，我国著名医史文献专家、中国中医科学院马继兴先生在百忙之中为丛书作序，我们深表敬意和感谢。

由于参与校注整理工作的人员较多，水平不一，诸多方面尚未臻完善，希望专家、读者不吝赐教。

国家中医药管理局中医药古籍保护与利用能力建设项目办公室

二〇一四年十二月

许 序

"中医"之名立，迄今不逾百年，所以冠以"中"字者，以别于"洋"与"西"也。慎思之，明辨之，斯名之出，无奈耳，或亦时人不甘泯没而特标其犹在之举也。

前此，祖传医术（今世方称为"学"）绵延数千载，救民无数；华夏屡遭时疫，皆仰之以度困厄。中华民族之未如印第安遭染殖民者所携疾病而族灭者，中医之功也。

医兴则国兴，国强则医强。百年运衰，岂但国土肢解，五千年文明亦不得全，非遭泯灭，即蒙冤扭曲。西方医学以其捷便速效，始则为传教之利器，继则以"科学"之冕畅行于中华。中医虽为内外所夹击，斥之为蒙昧，为伪医，然四亿同胞衣食不保，得获西医之益者甚寡，中医犹为人民之所赖。虽然，中国医学日益陵替，乃不可免，势使之然也。呜呼！覆巢之下安有完卵？

嗣后，国家新生，中医旋即得以重振，与西医并举，探寻结合之路。今也，中华诸多文化，自民俗、礼仪、工艺、戏曲、历史、文学，以至伦理、信仰，皆渐复起，中国医学之兴乃属必然。

迄今中医犹为国家医疗系统之辅，城市尤甚。何哉？盖一则西医赖声、光、电技术而于20世纪发展极速，中医则难见其进。二则国人惊羡西医之"立竿见影"，遂以为其事事胜于中医。然西医已自觉将入绝境：其若干医法正负效应相若，甚或负远逾于正；研究医理者，渐知人乃一整体，心、身非如中世纪所认定为二对立物，且人体亦非宇宙之中心，仅为其一小单位，与宇宙万象万物息息相关。认识至此，其已向中国医学之理念"靠拢"矣，虽彼未必知中国医学何如也。唯其不知中国医理何如，纯由其实践而有所悟，益以证中国之认识人体不为伪，亦不为玄虚。然国人知此趋向者，几人？

国医欲再现宋明清高峰，成国中主流医学，则一须继承，一须创新。继承则必深研原典，激清汰浊，复吸纳西医及我藏、蒙、维、回、苗、彝诸民族医术之精华；创新之道，在于今之科技，既用其器，亦参照其道，反思己之医理，审问之，笃行之，深化之，普及之，于普及中认知人体及环境古今之异，以建成当代国医理论。欲达于斯境，或需百年欤？予恐西医既已醒悟，若加力吸收中医精粹，促中医西医深度结合，形成21世纪之新医学，届时"制高点"将在何方？国人于此转折之机，能不忧虑而奋力乎？

予所谓深研之原典，非指一二习见之书、千古权威之作；就医界整体言之，所传所承自应为医籍之全部。盖后世名医所著，乃其秉诸前人所述，总结终生行医用药经验所得，自当已成今世、后世之要籍。

盛世修典，信然。盖典籍得修，方可言传言承。虽前此50余载已启医籍整理、出版之役，惜旋即中辍。阅20载再兴整理、出版之潮，世所罕见之要籍千余部陆续问世，洋洋大观。

今复有"中医药古籍保护与利用能力建设"之工程，集九省市专家，历经五载，董理出版自唐迄清医籍，都400余种，凡中医之基础医理、伤寒、温病及各科诊治、医案医话、推拿本草，俱涵盖之。

噫！璐既知此，能不胜其悦乎？汇集刻印医籍，自古有之，然孰与今世之盛且精也！自今而后，中国医家及患者，得览斯典，当于前人益敬而畏之矣。中华民族之屡经灾难而益蕃，乃至未来之永续，端赖之也，自今以往岂可不后出转精乎？典籍既蜂出矣，余则有望于来者。

谨序。

第九届、十届全国人大常委会副委员长

许嘉璐

二〇一四年冬

王 序

中医学是中华民族在长期生产生活实践中，在与疾病作斗争中逐步形成并不断丰富发展的医学科学，是中国古代科学的瑰宝，为中华民族的繁衍昌盛作出了巨大贡献，对世界文明进步产生了积极影响。时至今日，中医学作为我国医学的特色和重要医药卫生资源，与西医学相互补充、相互促进、协调发展，共同担负着维护和促进人民健康的任务，已成为我国医药卫生事业的重要特征和显著优势。

中医药古籍在存世的中华古籍中占有相当重要的比重，不仅是中医学术传承数千年最为重要的知识载体，也是中医为中华民族繁衍昌盛发挥重要作用的历史见证。中医药典籍不仅承载着中医的学术经验，而且蕴含着中华民族优秀的思想文化，凝聚着中华民族的聪明智慧，是祖先留给我们的宝贵物质财富和精神财富。加强对中医药古籍的保护与利用，既是中医学发展的需要，也是传承中华文化的迫切要求，更是历史赋予我们的责任。

2010 年，国家中医药管理局启动了中医药古籍保护与利用能力建设项目。这既是传承中医药的重要工程，也是弘扬优秀民族文化的重要举措，不仅能够全面推进中医药的有效继承和创新发展，为维护人民健康做出贡献，也能够彰显中华民族的璀璨文化，为实现中华民族伟大复兴的中国梦作出贡献。

相信这项工作一定能造福当今，嘉惠后世，福泽绵长。

国家卫生和计划生育委员会副主任

国家中医药管理局局长

中华中医药学会会长

王国强

二〇一四年十二月

马 序

　　新中国成立以来，党和国家高度重视中医药事业发展，重视古籍的保护、整理和研究工作。自 1958 年始，国务院先后成立了三届古籍整理出版规划小组，分别由齐燕铭、李一氓、匡亚明担任组长，主持制订了《整理和出版古籍十年规划（1962—1972）》《古籍整理出版规划（1982—1990）》《中国古籍整理出版十年规划和"八五"计划（1991—2000）》等，而第三次规划中医药古籍整理即纳入其中。1982 年 9 月，卫生部下发《1982—1990 年中医古籍整理出版规划》，1983 年 1 月，中医古籍整理出版办公室正式成立，保证了中医古籍整理出版规划的实施。2002 年 2 月，《国家古籍整理出版"十五"（2001—2005）重点规划》经新闻出版署和全国古籍整理出版规划领导小组批准，颁布实施。其后，又陆续制定了国家古籍整理出版"十一五"和"十二五"重点规划。国家财政多次立项支持中国中医科学院开展针对性中医药古籍抢救保护工作，文化部在中国中医科学院图书馆专门设立全国唯一的行业古籍保护中心，国家先后投入中医药古籍保护专项经费超过 3000 万元，影印抢救濒危珍、善、孤本中医古籍1640余种，开展了海外中医古籍目录调研和孤本回归工作。2010年，国家财政部、国家中医药管理局安排国家公共卫生专项资金，设立了"中医药古籍保护与利用能力建设项目"，这是继1982～1986年第一批、第二批重要中医药古籍整理之后的又一次大规模古籍整理工程，重点整理新中国成立后未曾出版的重要古籍，目标是形成并普及规范的通行本、传世本。

为保证项目的顺利实施，项目组特别成立了专家组，承担咨询和技术指导，以及古籍出版之前的审定工作。专家组中的许多成员虽逾古稀之年，但老骥伏枥，孜孜不倦，不仅对项目进行宏观指导和质量把关，更重要的是通过古籍整理，以老带新，言传身教，培养一批中医药古籍整理研究的后备人才，促进了中医药古籍保护和研究机构建设，全面提升了我国中医药古籍保护与利用能力。

作为项目组顾问之一，我深感中医药古籍保护、抢救与整理工作的重要性和紧迫性，也深知传承中医药古籍整理经验任重而道远。令人欣慰的是，在项目实施过程中，我看到了老中青三代的紧密衔接，看到了大家的坚持和努力，看到了年轻一代的成长。相信中医药古籍整理工作的将来会越来越好，中医药学的发展会越来越好。

欣喜之余，以是为序。

中国中医科学院研究员

马继兴

二〇一四年十二月

校注说明

　　《眼科开光易简秘本》（以下简称《秘本》），成书始于清代早中期，内容源于多人，前后跨越百余年。清康熙五十七年（1718），眼科医生胡梅臣内弟（佚名）得眼科名医李文盛外障之术，及周元瑜内障之法，"内外兼全，行世二十五载，悉将秘传口诀，与夫经验之方，汇成一册"。后胡梅臣传书于刘集福。刘集福（1771—约1845），字祐堂，安成（今江西安福）人。年轻时设馆江西宜春，得胡梅臣授《秘本》，遂业眼科。行医数十年，每多治验。道光二十年（1840），从其弟子彭道本、彭国道二人之请，将《秘本》整理成册，刊行问世。

　　全书共三卷。卷一为眼科总论和内外障五十六症。总论之下列有五十六种眼科内外障之症，并述其病机、证候及治疗。卷二为眼科问答十一条及部分总论内容。问答十一条除大纲外，另十条通过问答形式详细阐述眼病发生发展的因机症治及眼睛自身的病理变化等。卷三为临证医案，包括眼病医案十四则及腰痛、痘疹、吐泻等各症医案十三则，末列诸方便览七十首和保婴出痘第一简易良方。

　　《秘本》现存世版本仅有清代光绪元年（1875）庐陵段述继堂刻本，为孤本，存于上海中医药大学图书馆。考察中发现，1934年《眼科易简补编》和1947年《眼科捷要》两书与《秘本》在内容与体例上有诸多相同相近之处。因而本次整理以庐陵段述继堂木刻本为底本，以1947年四川张育三万育堂铅印本《眼科捷要》（简称"《捷要》"）和聂子因1934年韭松别墅

《眼科易简补编》之铅印本（简称"《补编》"）为参校本，使用对校、本校、他校、理校的校勘方法，对书中衍、脱、倒、误等问题进行校勘注释整理。

本次整理校勘将《审视瑶函》和《目经大成》等眼科重要古籍作为他校本，同时利用《中华眼科方剂全书》《中医眼科学》《中国医籍大辞典》等工具书，对内容进行线索辅助查证。

校注原则：

1. 将底本繁体竖排本改为简体横排本，采用现代标点方法，对原书进行标点。

2. 本着保全底本原貌的原则出校注。凡底本无误，校本有误者，不出校记；底本与校本互异，但文义皆通，以校本义胜，或难以判定何者为胜，出校存异；底本与校本皆出现错、讹等问题时，据文义、医理出注存疑。

3. 鉴于底本原无目录，且诸校本有异，故本次整理据底本正文标题编制目录。正文插图部分，除"部位图"和"相兼图"来自底本，其余插图，因底本皆为同一图，不可用，《捷要》图形生动准确，故据《捷要》补入。

4. 对其中异体字、古今字等，统一以规范字律齐，不出校注，如"仝"改为"同"、"沈"改为"沉"等；难字、僻字、通假字保留原字，注字音，首见处出注，如"剞劂"等，并进行简要解释。

5. 底本中的中医药专业名词一律改为规范用字，如"逗"改为"痘"、"连召"改为"连翘"等，不出校记。

6. 对于刊刻时形近小误，均径改不注。

7. 书末附病症及方剂名称索引。

8. 原书篇前有"光绪元年新镌，李文盛、周元瑜先生同订，庐陵段继述堂敬刊"，删去。卷三医案，每则之前原列"一"，全部删去。

原　序①

　　人之有两目，能见彩色，明察秋毫，犹天有日月，光被四表，照耀九州。天遇风云雷雨之变，则日月晦；人受风寒暑湿之气，则两目病。余自甫冠，屡患目病，常请眼科，多服寒凉，渐生翳膜，无奈带矇，察书上之方脉，百药不效。年至念②五，再点片麝，翳膜尤甚，不辨昼夜，余心闷甚，先大人忧甚，不得已复请医士，谈症用药，无异前辙，故不轻信。时康熙戊戌，突有眼科，众称独步，如李氏文盛者，延至书室，闻其谈症，考其辨方，以及论药，大异与寻常眼科辈，余始倾心服药。七日稍开，一月而光。其后就伊求教，伊传习其方，不烦艰难，乃易知之方。读其书无繁文，又简能之书，最足异者，目中部位，不循五轮八廓之陈规，治于五行生克之至理，其法更捷，其效更速。遵行而救世，百发百中，始知此术真非寻常眼科所能及，实系异人之所授也。此外障之法，得之于李氏者也。更有内障一法，遍访能手，复逢周子元瑜，亲灸其门，得其真传，是内障之法，又得之于周氏者也。夫眼科外障四十有八，内障二十有四，合为七十二症，医外者人不胜计，医内者实罕其俦③。余于是内外兼全，行世二十五载，悉将秘传口诀，与夫经验之方，汇成一册④，名曰《开光易简》，以便业斯道者，依

---

　　① 原序：此序应为本书主要编撰者胡梅臣内弟所撰，原在卷二末尾，今移至此处。

　　② 念：同"廿"，二十。

　　③ 俦（chóu 仇）：可相比者。

　　④ 册：原作"删"，据文义改。

诀认症，照方用药，其益宁有已哉！虽然余注是书，始以为善，复行一十余载，奇症百出，经思费想，参以脉理，方得救痊，今复以前所未遇之症，与未用之方，俱一详注备参考，是知医原不可执一，而变通存乎其人矣。余不计其工拙，于是为序。

序

　　盖闻福有造于昭昭者，如修桥、砌路、建亭之类是也；福有造于冥冥者，如施茶、舍药、刊方之类是也。文水阜田①，彭君道本，号慎修，宗兄国道，号郅隆，性善人也。读书至少必作，过必趋，及阶、及席，某在斯、某在斯之文，而怵然有悟于大圣人。矜不成人之旨，于是从余学习眼科，获效不少。岁时往来，每询余所师承之自。余曰：嘻。此余茂年②馆教宜春，适有游客自远方来，问其名，则名医胡君梅臣先生也。相与把悟数日，蒙袖以示之曰：是书之治外障本于李文盛先生，治内障本于周元瑜先生，得舍内弟眼科，纂而辑之，间又附以医案，摽③曰《开光易简秘本》。厥后余亦照书行事，百试而不一差。迄于今，老夫耄矣。回忆曩④时，与梅臣先生萍水相逢，竟不问其里居，并不问其内弟眼科先生之为何人。呜呼！天下万世之得鱼忘筌⑤者，有如余之谬也。兹因道本、国道二人，出费劝余公诸同人，付以剞劂⑥，俾斯世之患眼疾者，照书治症，不至瞆瞆以终。则仰观俯

---

　　① 阜田：江西地名。
　　② 茂年：盛壮之年。
　　③ 摽（biāo 标）：通"标"。标志、标识。《后汉书·皇甫嵩传》："一时俱起，皆着黄巾为摽帜。"
　　④ 曩（nǎng）：从前。
　　⑤ 筌（quán 全）：捕鱼的竹器。
　　⑥ 剞劂（jījué 机绝）：雕刻用的曲刀和曲凿。后借指书籍的雕版。

察，左顾右盼，朗然如天光之顿开，即不必矜言造福，或亦于世不无小补云。

时道光廿年庚子岁蒲月①七十老人安成②祐堂刘集福

书于清和轩

---

① 蒲月：农历五月。
② 安成：江西地名。

目 录

卷 一

看目定法

看目原无定法，只看目内白珠，或周围起有红筋，或上下左右一处起有红筋，便认系何经之病。试以病者左目言之，将两手抉开上下弦之目皮，唤之左视，即看其右边大眦之红筋何如；唤之右视，即看其左边小眦之红筋何如；唤之上视，即看其下脸①之红筋何如；唤之下视，即看其上胞之红筋何如。此看左目之法，若看右目，上下同左。至于右目左视，则右边为小眦；左目右视，则左边为小眦。从此认定，庶无差谬。

内病见于部位

人有内脏，心肝脾肺肾五者；目有部位，金井上胞下脸大眦小眦五者。五脏之病在内，目之部位在外，从何如辨②？辨之于红筋壅盛之处也。白珠四围，俱系红筋壅盛，无分浓淡，是心脏之病，见于金井周围之部位也，宜用心经之药。如目头红筋壅盛，而上胞下脸与小眦淡淡红筋，是肝脏之病，见于大眦之部位也，宜用肝经之药。如下边

---

① 脸：应为"睑"之误。
② 如辨：《捷要》作"辨知"，义胜。

红筋壅盛，而大小眦与上胞淡淡红筋，是脾脏之病，见于下脸之部位也，宜用脾经之药。如上边红筋壅盛，大眦小眦与下脸淡淡红筋，是肺脏之病，见于上胞之部位也，宜用肺经之药。如目尾红筋壅盛，而上胞与下脸大眦淡淡红筋，是肾脏之病，见于小眦之部位也，宜用肾经之药。此红筋发见于部位，而五脏之病，即从此而知也。此所谓诚于中，形于外①者。

部位图

金井居中心之位心火，

下脸脾乡上胞肺脾土、肺金，

小眦肾门大眦肝肝木、肾水，

五行相生此为顺。

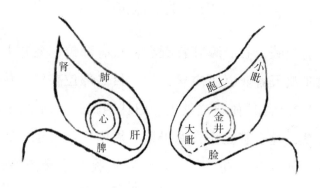

---

① 诚于中形于外：语出《礼记·大学》。

相兼图

兼大眦下脸有肝心脾三经，

兼小眦下脸有肾心脾三经，

兼大眦上胞有肝心肺三经，

兼小眦上胞有肾心肺三经。

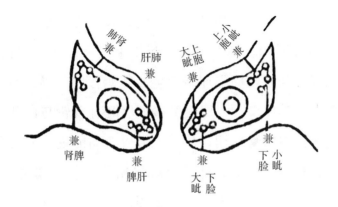

止头痛方①

用盐半斤炒揩头痛，有痛又将原盐炒揩②，则痛自止，而风毒不得上攻。然后用药调治眼目。

内障总论

夫眼以珠名，盖以至宝取象者也。人之于眼，敢不珍之重之也哉！然眼不过一函精膏，二十四重皮壳，包之而

---

① 止头痛方：此节内容与前后文无关联，《捷要》无，疑错置或衍。
② 揩：原作"楷"，据前文乙正。

成珠者是也。何谓精膏？其质柔润，其色洁白，其气清明，其神光亮，其形如水晶，其体似月华。惟有皮壳重重包之，则精膏圆聚，是由内里重重包出，包至二十一重，俱系薄皮包裹。而二十二重，乃系一重微厚之黑皮，皮之中间开一孔窍，大如胡椒，圆净周匝，其实活动，能大能小，名为金井圈，圈内有白浆水滋养精膏。惟二十三重，又系一重青色之皮，如龙眼核大者，较之黑皮更厚，其体轻清，内外通明，属气管事。若二十四重，即外层白珠，名为白壳，与青轮周围连络而生，其实青白分界，而白壳厚似青轮，其体微硬，属血管事。然既有青轮与白珠之血气，以为护卫精膏之用，故云：目得血而能视，其气运用于其中，是目之明亮，即著五脏之精气，彰六腑之精华，如天之日月，无隙不入，容光必照，人身至宝，孰有过于此者。珍之重之，不亦亟乎！

窍　门

窍者孔也，门者路也，天地人三者，针入之窍门也。眼有二十四重，惟有二十二与三四①重，可以入针，余则不可入针，故号曰天地人。夫天尊位高，地卑位低，人中位亦居中。若针从高孔而入者，曰天窍；从卑孔而入者，曰地窍；从中孔而入者，曰人窍。然天地两窍，针势不

---

① 三四：据文义，疑为"二十四"。

平，难于动手。若内翳生得过高过低，不得已而用之。至于人字窍门，是在对着针中间，以平针定子午，即是人字窍门，用之颇易。

针 法

针法何如？针左眼，将右手二三指握银针，以针头朝神前，香烟熏良久。走至病者面前，立定脚，以右手四五指按定病者左边太阳硬骨，用左手抉起上胞，唤病者目视右边，即以针头在小眦边白珠上，离青轮些微之地，按之自有一窝放针，再以银针尖向香烟内熏过，即于窝中针开其孔，孔开然后以金针尾向香烟内熏之，默念神咒一遍。亦以右手四五两指，按定病者太阳硬骨，将金针眠倒①，搁于小眦弦上，轻轻透着窝孔，顺顺竖起金针，从孔中缓缓透入，看金针尾透到大眦边金井弦为止。勿令大过，恐将黑皮一并拨落。但针尾宜稍大内边为妙，倘针到即拨着翳，翳烂即落，切勿松针，紧紧按住，按之又久，方可出针，细看翳不复起，稳保无虞矣。

针仪式

择定日期，前一日俱要斋戒沐浴，至次早戒酒禁荤②，然后选一光华净室，设坛，安观音老母香座于上，素果、

---

① 眠倒：横倒。
② 荤：原作"晕"，据文义改。

清香、清茶、灯烛，礼拜化钱毕。放高大靠椅于朝光之处，铺绵褥，枕稳颈项，令摇动不得，然后用针。针毕用黄纸折三重，每个横直二寸长阔，放桌上，以光明丹挑于纸上[①]，化开如钱大，再以鸡子青绞于丹上，并黄纸令其透湿，将目封紧，令病者静坐养神。勿举动用力，勿多口言谈，勿冒风寒，勿犯暑热，勿仰面而卧，勿高声咳嗽，勿力送二便，勿食坚硬之物，勿好饮酒。开左目，卧宜倒左；开右目，卧宜倒右。针目三日，宜饮粥。每日换过封药二次，至七日解去封药，用散血消肿等药，煎出药水，朝神前洗眼，然后送神。自后照人虚实用药，总之以还晴丸收功，万无一失。

下气散血方

防风　白芷　荆芥　红花　赤芍　桃仁　连翘　生地
枳壳　甘草

针后照常论

用针看人之虚实，即知翳之软硬。硬者实也，下气散血清凉之剂，先服后针；软者虚也，用和血温补之药服之，方敢用针。若人神不强不弱可以勿药，用针亦无妨也。此三者用针后，金井圆正，饮食如常，针口不痛，目

----

① 上：原作"土"，据《捷要》改。

内微痒，名为照常之病，七日前可不用药，七日后止用还睛丸，服之妙甚，但七日后洗面宜用滚汤。

针后变幻论

针后金井宜圆，精神照常方妙。倘金井开缺长斜等项，针尾挂伤黑皮，或血灌入，满眼通红，或白浆水流出，满眼通白，或针口疼痛，眉棱骨酸疼，白珠红肿，头昏脚软，呕吐泄泻，手足抽搐，麻木风痛，大小便闭，痰厥发狂，致翳复起，谓之变幻，宜照症调治。各病痊愈，然后再针，仔细养息，庶无后患。

内障歌

世人缘何障双瞳，五脏六腑病相攻。不痛不痒成瞽①障，脑脂流下黑睛中。初时一只先昏暗，久后两眼与一同。二十四症俱说火，一二实来八九空。翳治须知心为主，肝肾脾肺有变通。针时有血须下②手，拿住翳膜莫放松。白水出针俟流转，再用金针始见功。此道正好行方便，索取原来误贫穷。传授匪人③天必责，良善君子是翳宗。

---

① 瞽（gǔ鼓）：目盲。
② 下：应为"住"之误。
③ 匪人：指行为不正的人。"匪"通"非"，不是。《诗经·邶风·柏舟》："我心匪石，不可转也。"

五要捷经

第一要三光明白。日月火名三光，虽有内障，定要看得三光之光明，则针一开，自然视物。

第二要金井圆聚。金井即青轮内一重黑皮，中间所开之窍，大如胡椒者是也。此窍圆净团聚，任出各症，皆可调治。

第三要阴阳生动。金井原出心经，一点虚灵之气，最系生动者。故从太①阳中看之则小，从阴处看之则大，可治之目。

第四要身无暗疾。或有风②痰、腹痛等症，名为暗疾。必要先将暗疾调理，方敢用针，不然开落翳膜，暗疾一发，其翳复起，大为不便。此暗疾七日内发者。

第五要保养得法。开针要洁净房室，七日内丢去一切事务，自无怒气劳神之害；避风远热，自无外感动火之忧；忌酒戒色，自无助③血损精之害。

五忌捷经

第一忌三光模糊。视物虽不见形，只有三光之白影清楚，方可开之。若是光处无④，暗处似光非光，无甚分别，

---

① 太：疑衍。
② 风：原作"疯"，据文义改。
③ 助：《捷要》作"耗"，义胜。
④ 光处无：据文义，疑为"有光处无光"。

谓之模糊，虽拨去内障，仍不见物。

第二忌金井伤损。金井之本体，如椒之圆大一样。或过大过小、长短斜缺，虽有三光，终久失明。

第三忌死风镇瞳。阴看不大，阳看不小，彼此一样者，死风镇之也，不治之症。

第四忌怒气酒色。怒则气上，酒则火动，色乃损精，七日内犯此，翳必复起。

第五忌风邪寒热。针口痒痛，伤风；针口血聚，伤寒；嚏喷流泪，伤邪；针口肿胀，痛极难忍，伤热。针后四字犯，翳必复起。

心　实

满眼通红带黑，周围红肉高起，胞肿便闭，夜卧不安，痛涩难开，泪如雨下。此一条系心经实热，宜用败毒散通之。

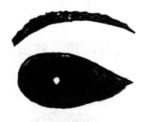

心　虚

满眼淡红，胞肿而软，两眦稍痒，头昏眼花，胸膈饱满，不怕日，不羞月，不畏火。此一条系心经虚热，宜用和血消风散，和之散之。

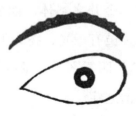

肝 实

大眦红黑，痛涩发热，红筋胀大，透入青轮，黑白界中，生起白点，名为鱼鳞。因怒火逼毒血上行。此一条系肝经实热，宜用败毒散，合平肝之药。

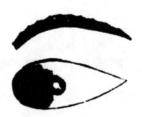

肝 虚

大眦淡淡红筋，时痛时痒，软泪粘糊，视物不见真。此一条系肝经虚火，宜用养肝散风等药。

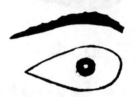

脾　实

下脸红筋拥盛，其色带黑，下弦肿硬，黑白界中，亦起鱼鳞之症。大便闭结，夜间不睡。脾胃积热，夹毒上攻。此一条脾经实热，宜用大黄、朴硝、连翘、赤芍、生地、枳壳等药通之，然后渐渐温补。

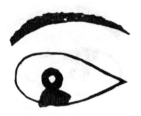

脾　虚

下脸淡淡红筋，牵上青轮，或青轮内黄脓冲上，形如片月之状。其人胃寒，常多吐泄，喜食暖热之物。上焦久积虚火，载毒气上行。此条系脾经虚热，宜用暖胃等药，稍兼解毒散火之类，名为急症，易于坏眼，宜小心认证，仔细用药，十病止好其五，当与病者说明，以免归咎。

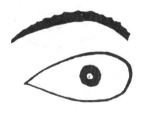

肺 实

上胞红筋带黑，胞肿而硬，其血垂入青轮，轮内落窝，窝中白脓①，脓②中生出异③珠，亦名蟹睛。因肺火燔炽，金旺克木，故青轮受伤。此条系肺经实热，宜用清肺之药，以抑金气。

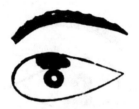

肺 虚

上胞红筋淡色，胞涩流泪。其人易感风寒，多鼻涕，常喷嚏。其血垂下而成脓④，红中带有蓝翳，或落窝面，或见陷痕。此系肺经虚热，宜用散肺散风之药，再以和血温肺，兼入去血去膜之类，再宜补土，以生金可也。

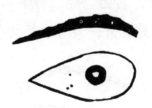

---

① 脓：《捷要》作"膜"。
② 脓：《捷要》作"膜"。
③ 异：《捷要》作"黑"，义胜。
④ 脓：《捷要》作"膜"，义胜。后文亦为膜。

肾 实

小眦红中带黑，小角痛涩难忍，泪多黄硬，小便赤涩。因素常喜食犬肉，与兴阳等药，致有是疾。此条肾经实热，宜用泽泻、知柏凉肾等药，去其相火，然后和补为安。

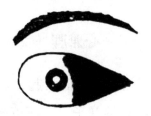

肾 虚

小眦①淡淡红筋，其小角微痛而作痒，流泪而眵软，头昏脚软无力。此条肾经虚热，宜用生六味合四物汤，加盐水炒黄柏，继投以滋阴补肾等药，自佳。

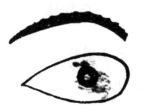

心兼肝

满眼通红，固属心家病，而大眦又红筋胀起，名为兼

---

① 眦：原作"肾"，据文义改。

肝。是木能生心火，用平肝之药，以去其肝火，则心火自退，即扬汤止沸，不如灶底抽薪之义也。

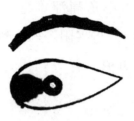

心兼脾

满眼通红，而下睑之红筋胀起，名为兼脾。治脾之药，加入清心药内，是抑其子，正所以救其母也。

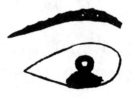

心兼肺

满眼通红，而上胞红筋壅盛，即名兼肺。可于清心药内，佐以散肺之味，使心火不克金，而肺得以自安也。

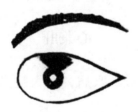

心兼肾

满眼通红，而小眦之筋又且红盛，亦名心病，而兼肾病也。但此症虽是心肾二火交相焰炽，其实多属虚热，相为互灼。初剂宜以清心泻肾之药，继宜以补益，而以水火相济之法，收功可也。

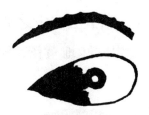

脾肝互见

此下脸与大眦二处互发之病，故观红筋盛处，知为脾肝两经互兼之症。用药宜从肝脾之类，分其轻重，而立意定方，自然有功。

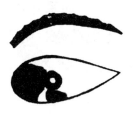

肝肺互见

上胞、大眦界绪之处，起有红筋，即是肝肺互见之症。宜将肝肺二家之药，辨其轻重，而多寡用之，其病自愈。

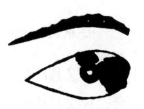

脾肾互见

下脸、小眦二处，红筋胀起，即知是脾肾之病两相互发。但土强易于制水，治宜去脾土之邪热，则肾水清宁。宜用平胃等药，然后用六味地黄汤，再用温中药与滋肾药，其病自好。

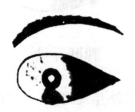

肺肾互见

上胞、小眦俱起红筋，即系肺肾二家互见之病。但肺经遭逢风火之害，自不能生水，则水因而少亏。宜清肺火，兼治肾邪，后用温肺敛肺之药，兼用益精补髓之品，何愁眼不光明。

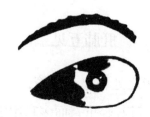

脾肺互见

脾属下脸，肺居上胞，两处红筋同盛，当看何处更红。从此用药，更红为君，次红为臣，其效如神。若肺位淡红，补土自痊。

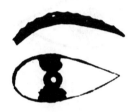

肝肾互见

肝肾两处见红，肝为木，实要凉，虚亦要清，故云肝以泻为补。然肝真虚，滋起肾水，自是①以生肝木，补母即所以救其子也。

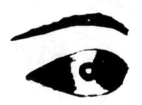

血翳包睛

此症乃邪热阻正气，致使心血随邪热上注于目，而包

---

① 自是：《捷要》作"自足"，义胜。

睛珠。治法用逐邪清火之药，又用引药引入心经，再以散血之药投之。血退之后，急用养神气、补心血等味，极安。

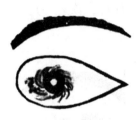

胬肉攀睛

胬肉者，肝受极热极毒之物，久积而新血变成瘀浊之血，一遇风邪，与怒气努力等项，肝火上而瘀血随上，而生是肉。治法以败毒凉肝之药，服后再以和血消毒等渐渐服下。但既成，此肉难退，非万一丹不见功。

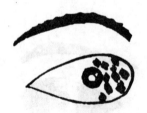

血①膜下垂

此症肺受风热，金气不能敛细，致火逼血垂下，而成赤膜。治宜清解肺后，急用温和之剂，再以敛藏之药。何

① 血：《捷要》作"赤"，义胜。

也？盖大寒不可，大补不必，以肺位高，而轻清上浮也。故略用清解，急用温和与散血之品，更宜补土以生之，方为良法。

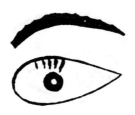

黄脓①上冲

此急症也，亦危症也，必系胃寒之人，方患是病。治法先解脾之邪毒，继用温补等药，与行下之药，十只痊半。其治法与病原，详注于黄脓症内，与脾虚图，宜细参看。但黄脓起于青轮内，如片月之状，在内不在外也。

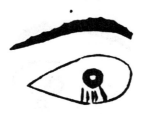

赤脉穿②睛

赤脉者一条大筋，红中带黑，众小筋弯曲，而彼独

---

① 脓：《捷要》作"膜"。
② 穿：《捷要》作"传"，义胜。

直，如针之状，穿入瞳仁。固①肝经毒血，久注流入泪堂，起于大眦。不急治之，变成胬肉，害不可言。治法照胬肉条内，用药自得。

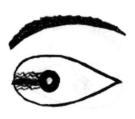

翳似卷帘

此乃脾胃受邪略浅，不能统血，致红筋发于下睑，久而成为蓝膜。急用清胃等药，后次用温暖之药，加入去翳之品，自然成功。倘求速效，过用寒凉，伤损胃气，轻则转白难治，重则黄脓之症，哀哉哀哉！

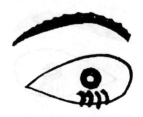

蓝膜下垂

此肺主皮毛，感受寒、暑、湿之邪气，故血筋发于上胞之位，结于蓝膜。倘一遇凉，血寒则凝，其膜变成白

---

① 固：《捷要》作"因"，义胜。

色，难于调治。治法初则清肺，继用温肺，三则敛肺，四则补土以生肺，次第治之，万无一失。

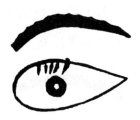

初起鱼鳞

此肝经久积毒血，初则红筋透入黑白交界之中，再则一重黄晕之色，三则黄晕之中，生起白点，治不得宜，白点移入青轮，变出蟹睛，其病渐深。治法以败毒凉肝等药，服后再以和血消毒等，渐渐服下。举一大眦，各经效此。

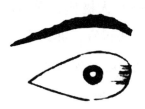

蟹睛吐珠①

蟹睛者根小而苗大，其形如小黑豆之状，初起青轮上一窝之下，一孔如针目大，孔内起黄白之脓②，脓内吐出

---

① 睛吐珠：《捷要》作"眼突出"。
② 脓：《捷要》作"膜"，义胜。

黑珠，如蟹眼一样，故名之。此症系脏内久积热毒，因外受邪热等不正之气血发是病。治法以去毒解热为主，驱风邪次之，三则和血兼去毒去膜，蟹睛平落，其眼下白点不能尽去。今举一下睑之症为式，其上胞与小[1]眦俱各效此。

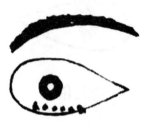

突起睛高

突起之症，已详于论证条内矣，此再剖明。金井居中，心之位也，金井内睛高吐出，高有分许，顶尖根大，与蟹睛不同。此症系心火极盛，熏蒸心液，致睛膏滚沸，逼出金井之外，虽医法得宜，亦取平而已，其白膜随入金井，不能尽去。治之，心经实火宜清，虚火宜补，均当兼用去毒之类，方能取平。

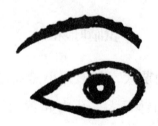

---

① 小：《捷要》作"大小"，义胜。

白①膜遮睛

白者②水象，膜者火熬血而成者也。初起红血拥于青轮，甚则拥入金井，视物朦胧。认系实热，照部位之经络，清之凉之，其血散而不成膜也。苟系虚热，一概用凉，不知气寒则缩，血寒则凝，其血渐寒渐聚，始则红血变黄，次则黄血变白，釺入青轮，串入金井，痼疾成矣。若认虚热，知用和补解散之药，断不患此。此举大眦为式，各经效此。

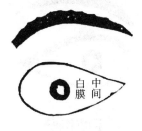

蓝白③混睛

蓝白者，有可治、不可治之别也。蓝翳入金井之中，为可治；白翳必不能退，为不可治。今举小眦为式，其各经效之。

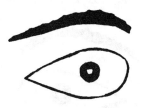

---

① 白：原作"自"，据文义改。
② 白者：《捷要》前有"此白膜最要用心，仔细看之"。
③ 白：原作"自"，据前后文改。

上弦倒睫

拳毛之症,详于论症条内矣,兹再言之。系肺受风,故上胞常痒,手拭则胞皮长,而毛卷入,刺轮生膜。外用竹夹夹起胞皮,使毛向外,轮不受刺,其膜渐退。外用散风清肺,与和肺补血之药,其病全愈。此症不夹,神仙难治[①]。

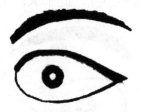

下弦倒睫

下睑之毛,书未论及,余按是症,亦系脾胃湿热,与外风相搏而成。但药固宜去脾胃家之湿热,其毛倒入,非夹不为功,夹上胞之法,分别用药,则得矣。

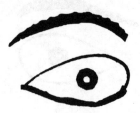

---

① 难治:《捷要》后有"拳毛之症,外仙方伏水二枚为末,棉花内裹,左弦,右鼻孔中,右弦,内入左鼻孔中,见效"。

旋螺大^①起

此虽一症，实藏两症之根。初发，或上下左右青轮上生一蟹睛，治不得法，黄脓之症，从内而起，由一蟹睛，变出三四个，甚则合成大个，并金井内之睛，一齐逼出，变为旋螺尾之状，故名此症。但瞳仁未尽伤损，犹有几分可治，至于瞳仁全坏，即成痼疾。

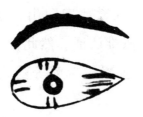

风弦赤烂

弦者锁缚气血，不使流溢之谓也，其中有小孔，生睫毛以塞其孔。气血旺者，虽有风湿触之，不能为害；气血弱者，一遇风湿，从毛孔而入，停于弦内之血中，渐渐作痒，再加内食毒物，毒气随上，与风湿相敌，久而成党，致使毛落，荡出黄水，痒搨难堪。治法内用逐风去湿解毒等药，外用万一丹点之。但未点时，先服药，服药后用盐调茶，透洗其弦，至破烂流血为度，再以万一丹点上。其用药，宜用肺脾二经。

---

① 大：《捷要》作"尖"，义胜。

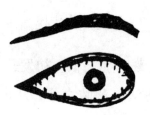

上胞翻转

此症无论老少病眼，看时以手抉起上胞，其胞皮甚软，立即翻转，内之红嫩薄肉向出，令人看内，青轮与瞳仁，俱不能见，似难认证。然此皆气虚之病，用补中益气汤，加生地、连翘、赤芍等药自愈，但黄芪宜用生的。

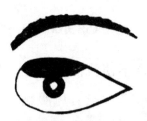

风牵出睑

下睑翻出者，睑内红嫩薄肉，肿胀而带黄黑之点，不甚作痒，微微而痛。此系脾胃受湿①，兼食热毒之物，毒气夹风湿，而作是病。宜治清脾热解毒，去风除湿等药，方有效。

---

① 湿：《捷要》前有"风"字，义胜。

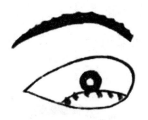

眼生偷针

　　此症脾胃虚热，感风而发，故多生于下脸，时或有生于上胞者。肺弱望母以相救，然母先虚，不能以资救，而所受之邪，相感而易入，故上胞亦发偷针之病。治法去脾①风，补脾气。若上胞病此，亦补脾气，兼清肺热，而消风则得矣。

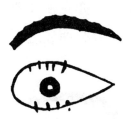

白珠②遮睛

　　此症白珠少红，满眼带青色。雍正甲寅岁，余于江右瑞邑，遇看此症。初看以为蓝色，用药不效。细看细思，方知其蓝中带黑，即知是青色也，用平肝保肺之药方验。

---

① 脾：原作"胛"，据《捷要》及前后文改。
② 珠：《补编》作"膜"，义胜。

嘻！金本克木，此金不能克木，反为木伤，何也？独非木坚金缺之谓乎？此理更精一层，故平肝保肺而愈。此为逆症，故用药不可执一。

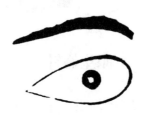

胞肿如桃

此乃内食毒物与烧酒过多，外遇风湿相搏，而肿胀如桃，痛涩难开。但实症无①肿处色黑如硬，虚症色红而软，此上胞之病。至于下睑，亦有独肿者，宜从脾胃之虚实用药。又有上下并肿者，宜分两经之虚实、轻重而用药，庶无错误。

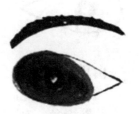

胞生风粒②

上胞内之红嫩薄肉上，生起白点，或黄点，轻则如脓

---

① 无：《捷要》作"其"，义胜。
② 粒：《捷要》作"粟"，义胜。

似浆①，以银刀镰之，并血而下，重则结成硬粒，以银刀尖挑之而出，则薄肉上现有一窝，此亦肺家受风热湿毒之害。治法逐风去热、解毒除湿等药。但此症要系久年、老病之目，用手抉起上胞目皮，方见内点。

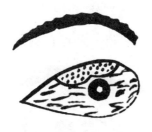

花翳白陷

白陷者危急之症也，青轮上起一小窝，窝之周围尽是白色，如浆之膜，膜中黄点，轻则变为蓝膜，如花之瓣，重则遍窝中，吐出黑珠，即名蟹睛。治法宜以解毒为主，次用逐风去膜散血之品，自然得效。但照各经发来，宜用各经之药，此举一下睑经②，余效此。

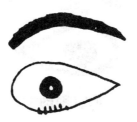

---

① 浆：原作"奖"，据《捷要》及文义改。
② 一下睑经：《捷要》作"下睑一经"，义胜。

众星聚睛①

蓝者，青之浅淡色也。众翳聚着金井，即铺薪于火盆之外，所谓干柴近火，岂不生烟。速去平肝，使心火无由而发，是治源之法也。然审系虚症，宜于补养肝经药内，加入去膜之味，外用眼药，勤点自愈。

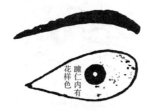

瞳仁内有花样色

梅花多白

梅花多白，针障则不退可知矣。即中间无障，四围有点白者，难治。况在中间起点，即四围无花，亦不可治。特绘此图，以便后学认证。

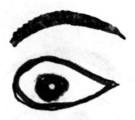

鸡冠蚬肉②

此症形似胬肉，而实有别。胬肉色光润而平薄，鸡冠

---

① 睛：《捷要》作"瞳"。
② 蚬肉：原作"现"，据《捷要》改。

现肉高耸，而顶如鸡冠花之状。此系脏内之血，遭了毒气，一遇火发，即从火上而起此肉。但此肉多属妇女逆经，则生此症；然男人吐血，与鼻血多者，亦或有之。治法宜先散血、下血之药；血虚者，宜用去旧血、生新之品方妙。但图周围都起此肉，余所治者多在一处，系何处发病，宜从何处用药，自有效验。

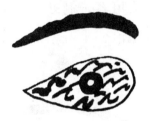

麻痘烂眦

两眦赤烂者，俱系麻痘后之余毒，未曾去尽，故两眦出血红烂。此毒停于肝肾二经，治之宜看人之虚实寒热用药。其人实热者，脾胃恒健不作吐泻，饮食如常，用通利之药而愈。虚寒者，气血薄弱，恒多火泄。饮食缺少，用健脾等药，加去毒药，方不误事。

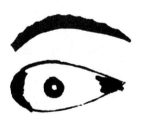

五疳攻眼

五疳者，五脏各有积滞，但于脾胃，发其源俱系小儿饮食不节。[①] 烧饼、糖果、油腻等项，致伤脾胃，况小儿脾胃原系柔嫩，热物过多，不能克化，堆积久之，烧气变成秽浊之气，因小儿各脏有虚弱者，即传入于虚弱之脏，而成虚疳。凡治疳者，制办一种治疳丸药与服，故多效验，然后照症施治，十有十好。今举肝脾二经，余效此。

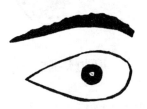

小儿癍疮

癍疮与风弦赤烂少异。风弦两弦多痒，以手拭之而烂，流脓荡血，两弦眦烂。至于癍疮，先发于上胞，渐深，渐入于下弦，不甚痒，多做痛。系母胎中久积热毒，兼落盆时，瘀血未曾洗尽，留于胞内，以至弦烂。治宜解毒，略兼消风之药，次用健脾和血等药，自好。

---

① 五疳者……饮食不节：原置上节"方不误事"之后，据《捷要》及文义乙转。

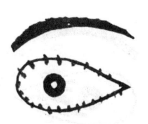

状如鱼泡

满眼通红，红中起有白膏，膏内有白胀起，如鱼泡之状。此系气虚血热，宜用散血药，兼用玄参等清虚热之药，并用香附等行气之药自愈。但此症图止绘于小眦，其大眦、上胞、下胞俱有发，自不畏光，虽肿泪出，以生六味合四物汤，加连翘、赤芍等药，一服而愈。

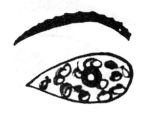

眦吐豆珠

此症大如豆许，根细小而白，苗大而有花，不作痛时发痒，小眦淡红流泪。余敝地杨守府患此眼，诸医用剪落，月余又发，为此三者，命余医。余不知何症，问其病源，方知素好烧酒。用葛花为君，生六味去石枣，加连翘、赤芍等与服，外用山上白花蜘蛛丝，系半月落下，再不复发。此症诸书未载，余载以便认症。

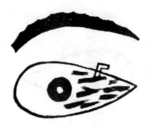

风牵歪邪

此症金井并青轮，斜转大眦边，小眦边多系白珠，由肝经内积火热，外遇风邪，相为牵引，将金井并青轮，抽缩而入于大眦之窍。初起宜用平肝散风等药，转手宜用养肝血、疏①肝风则愈。

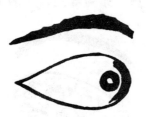

初起蝇飞

目有神光。神光者，心经一点清明之真火，光能视物。倘肾受邪热，火迫水气上行，强制真火，紊乱神光，故有黑点，倏倏发条，正如蝇飞之状。治宜以生六味，加盐炒黄柏等，先清肾热，次用养心汤加元参，三用滋肾丸与养心汤，相继用之可也。此症金井内，微微蓝色。

---

① 疏：原作"苏"，据《捷要》改。

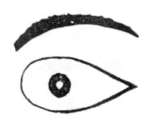

时发烟雾

　　烟雾者，青烟蔽目之谓也。此乃肝气过盛，冲入心经，以乱神光，是木能生火，火未发，而烟先升，故眼内有烟雾之状。治宜用平肝散，去其肝气；次以茯神、远志合四物汤，频频与服，则目自有效验。此亦金井内，微微蓝色。

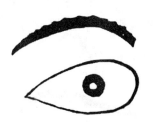

萤星满目

　　此金井本样，只精膏神气损伤，故时见萤星。萤者，夏秋之间，其尾尖带火之虫，火光微白，大如米，夜间群出，丛飞往来掩映①。目若见是状者，系肺气寒，心火盛，心受邪，邪火从而克肺金，则肺气欲散，心神从而扰乱也。治宜先清心②火，次用温肺散，三用温脾饮，生起肺

---

　　① 掩映：或遮或露。
　　② 心：原作"肺"，据文义改。

金，自然得效。

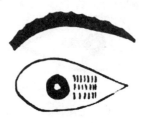

黄膜遮睛

土属黄，脾胃邪热，夹风冲脑，至脑脂①流入金井之内，初时朦胧，久则结成黄膜，遮蔽瞳仁，视物不见。但膜未成，可以清脾饮，加天麻、防风等与服，继以温脾饮生肺金，久服有功。若膜厚针拨之后，宜用健脾药，合完②睛丸，服之可也。

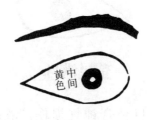

白膜遮睛

金属白，肺气虚，受风热，久不散，功③入脑，脑脂灌入金井，结成膜。膜未成，急用抑金散，加消风药，继

---

① 脑脂：原作"恼贻"，据《捷要》改。
② 完：《捷要》作"还"。
③ 功：通"攻"。

用温肺补脾等药，治之可愈。若至膜成，拨之之后，宜以温肺饮，加温脾药与服，再以还晴丸服，自然复原。

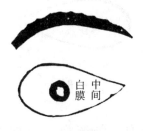

蓝膜遮睛

蓝者，青之浅色也，系肝邪入脑而成膜。膜未成，急用平肝散合逐风膏，犹可渐愈；膜成拨后，宜以养肝散兼清心药，继以还晴丸服之。

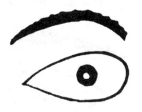

偃月遮睛

月本圆，偃者半片遮蔽之谓也。金井内，或左右半片有翳，如半月之状，此翳外一半明现，一半隐藏。针法宜缓，不可过急，急则外边半片，生在黑皮之上，一并扯下，难以收转。治法宜照黄蓝白色用药，仔细变通，不可执一①。

---

① 执一：原本作"热一"，据《捷要》改，《补编》作"拘执"。

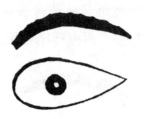

血灌瞳仁

心生血，肝藏血，脾统血，心神惫，脾气衰，肝气盛，是木势强而克土，脾土失统血之权，而妄入于金井之内。初则青轮下脸现出红血一线，如初二初三娥眉月之状；久则浸淫流溢，贯入金井，视物黄红霞，致青轮下半片皆红[1]，正看之如血膜在外，侧看之则青起轮内，全是红血。治宜以下血坠血汤服之，渐渐而愈。

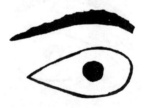

翳形浮外

此翳照五色用药，但翳生得出，结着青轮内之黑皮，谓之浮外。此翳仔细用针，恐将黑圈一拨下，即成金井缺。且黑皮粘连白珠，有血灌溉，滋培黑皮。若扯脱则红

---

① 黄红霞……皆红：《补编》作"黄霞赤浪，致青轮四面俱红"。

血荡流，掩蔽青轮，混入金井，以乱精膏，仍然朦胧。急投下气坠血药，次用和血养心等药，三用还晴丸，百日光明如故。

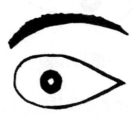

翳形沉内

翳亦照五色而用药，但翳生得深沉，脱离黑稍远，故谓之沉内。此翳针到即退而落，其金井黑圈，依然圆净，周匝立刻光明。翳之最好拨者，莫若此也。

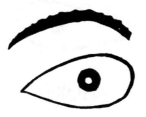

翳形强厚

强则神气刚健，厚则胀膜壅厚。拨之一时难下，费尽针法，难下仍起，但未拨以前，先服下气散血等药，方可动针。既拨之后，照翳之五色，变通用药，方可救痊。

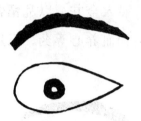

翳形柔薄

　　柔者神气虚弱，薄者障膜软薄，拨之针下即下，再不复起。至于血气过①衰者，精神困倦，不服补中益气汤，不敢动针，不然人既虚弱，又添惊恐，拨后变出他症，多费医治，不可不知。

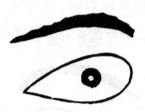

瞳孔焦小

　　焦者枯也，小则细如针目。乃肾水枯竭，命门真火上炎，脾火相引，肝火相应，直入于心，熬煎精膏，以致金井渐缩、渐细，甚则团结而成斜目之状。治法初以泻肾散，合平肝散与服，次用清心散加导滞药，三以滋肾养肝养心等药治之，自又效验。然又有一种肝风独盛，将金井

----

　　① 过：原作"遇"，形近致误，据《捷要》改。

锁紧，如焦小之状，其实阴看能大，阳看能小，专用平肝消风药，亦有效验。

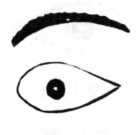

绿风障瞳

绿乃杂色，系黄白相交而成者也。夫黄属土，土由火生，土热必同心火而并灼，必将金井薰蒸而开大，但其中之色，未成暗绿之色，犹可救治。若肺又受邪热而累及于脾，是黄白两伤，而绿色成矣，精膏既绿，痼疾安能免乎？

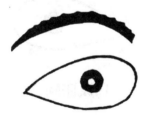

金井干缺

干者燥也，缺则少去一角。如金井居中属心，大眦边缺，是肝病为干柴近火之害；小眦边缺，为水溢制火之炎；上胞干缺是肺病，为金寒火泄之由；下脸缺是脾病，为子能令母虚之过。初起宜照部位变通用药，尚可调理；久则病深缺阔，不复治矣。

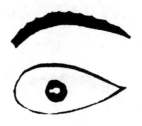

金井变长

　　金井本圆，聚而圆聚便然视物，至云长者，症之逆焉者也。如上胞长，从肺治；下脸长，从脾治；大眦长，从肝治；小眦长，从肾治。依此部位用药，方有可救，久则难矣哉。

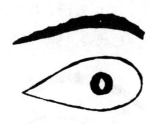

乌风胀瞳

　　金井内之精膏，本清白如水晶之状，然系一团虚灵之气，从外视之，乃一点生润黑如漆光，如珠之之睛者，无物不见，无色不辨。倘心血虚损，肾水受邪，直入精膏，克制神水，使精膏渐成死乌之色，沉滞为朦，久不见物。初起急以泻肾散，加逐肾邪之药，次用养心和血汤治之，十可救六，甚则不治，虽有金针，奈之何哉！此症金井水色，只问其人，说眼目朦胧，久则不见，初看难辨，口探方知。

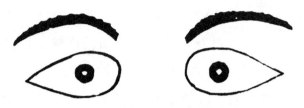

瞳仁散大

散者瞳神飞越，大者金井开阔。此因体虚，好食辛热之物，致脾胃积热，土本为心子，心本为火，脾土又火，二火相乘则益炽，是子能令母实也。然肝又为心之母，使肝血不热，又可藉母以救子也。而肝血又热，岂有众火齐灼，而瞳仁有不散者哉！治法可于微散之时，急用清脾敛肺兼清心平肝之药，次用养心和胃与夫养肝等药，结能获效。若至瞳神散大尽，阴看不大，阳看不小，卢扁复起，其奈之何哉！

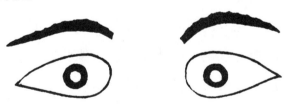

金星镇瞳①

金星者色黄而光亮，圆聚而过小，形如秤星之状。盖

---

① 镇瞳：《捷要》作"内锁"。

金井黑圈，本大如胡椒，因心血不足，为邪所侵，是表受害，转入小肠。夫小肠为里[①]属阳，阳为邪困，困之甚，则阳气凝结，尚不舒畅，是表里俱滞，自顾不暇，又因脾虚生热，求助于心，致使心血愈亏愈损，损则枯，枯则竭，将见脾气猖狂，将金井抽缩，而一点金黄之星，居于其中，而夺父位，故曰镇瞳。欲拨此翳，宜先疏利小肠之滞气，导通心经之郁热，使金井活动，然后用针，针后，时照症用药，方不错误。

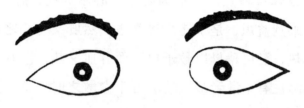

神光闪电

此症瞳仁本样，只精膏之神光，为众火所灼，故发闪电。夫所谓神光者，即心经之元气，本属清明，而华朗照著者也。然神光宜藏聚而清净者也。倘劳神伤心，饮食伤脾，色欲伤肾，风邪伤肺，一脏之病成火，传至各脏，则众脏之火相应，将心经之火无所归位，出于舍所，时而光发，发而辄上，如虹之闪，如雷之电。其视物也，时而看一如二[②]，看小如大，看短似长，甚如金井渐开，瞳仁渐

---

① 里：《捷要》作"心之表"。
② 二：原作"一"，据诸本改。

散。初起以养神和血为主，然后照经络之虚实，分重轻而用药，犹可救治。久则不复治矣，哀哉哀哉！

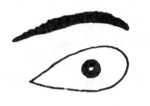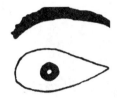

金井锯齿

金井本圆而聚者，虚虽圆，而颇大些，其金井周围之弦，如锯齿之状。此因肝肺脾肾四经，俱受火邪为祟，致生是疾。此症一发即瞽，难于用药，虽药无功。

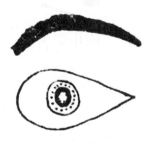

大云翳障

凡内翳俱生于黑皮之内，大如指面，四围为黑皮遮住，惟黑皮中间视物之圈大如椒者，现出翳亦如椒大。独至此翳，生于黑皮之外，并黑皮一并遮住，则满眼皆翳，故名大云翳障。此翳虽拨，若三光明白，可从青白交界之中，针之可也；其药照五色用之，方不误事。

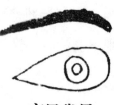

高风雀目

此症多出孩子，系阴虚不能济阳，所以酉时目朦，戍[1]时又见，以雀之目，酉时不见，戍时乃见，故名雀目也。治宜用和血消风散，兼用健脾药，则得矣。

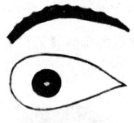

孩儿鸡盲

其症亦多出孩子，俱系戍时不见，酉时乃见，何也？鸡酉时则见，戍时不见，故云鸡盲[2]。然治法同雀目之方。亦系阳气有余，阴气不足，血虚不能视物。所谓目得血而能视，信不误也。

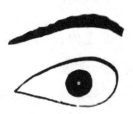

---

① 戍：原作"戌"，据文义改。
② 盲：原作"肓"，形近致误，据文义及诸本改。

八宝灵丹

真诚西番硇砂拣净，安放于炼银罐内，另用新瓦盖好，周围用无烟炭火垒砌，炼透取出，研擂细末。四两　圆珍珠先用白豆腐煮透，然后用炼银罐装好，以无烟炭火炼，研细末。二两　明玛瑙放于炼银罐内，炕燥，研擂细末。二两　润珊瑚放于炼银罐内，炕燥，研擂细末。二两　亮琥珀打碎炕燥，研擂细末。二两　冰水晶陈年老醋煮透，取出放于炼银罐内，炼红研末。二两　人熊胆炕燥，研擂细末　青鱼胆广东南海者佳。取上之时预备，川连末灌入胆内。二两

以上八味，各炼清楚会总，小心细擂，用嫩磁瓶装贮，封固听用，临用之时另加真正状元冰片平戥共擂，顶上当门子有翳障者轻用，无翳勿用。

二十四气宝石丹

炉甘石即浮水石。半斤　蒙花一两　黄芩　木贼　七兀②川朴　赤芍　生地　桑皮　红花　防风　黄柏　白芷　荆

---

① 卷二：此下原有目录，但与正文标题不符，据体例删。
② 七兀：《捷要》作"角藜"，参校本作"蒺藜"。蒺藜有"三角刺""七叶丹""七厘丹"之俗称，故疑为"蒺藜"。卷三头风原委一、三、五和赤烂一的"角兀"同此。

芥　连翘　知母水炒　银花　胆草　香附　枳壳　苍术
栀仁　麦冬　沙参　甘草

　　以上各三钱。

炼甘石法

　　将二十四味药浓煎出汁，以嫩布滤①去药渣，选甘石形如羊脑，色带淡白，轻清而浮者，放新瓦内，周围用无烟炭结砌，扇红火，炼至极红为度。炼不红透变成黑色，切不可用。务要炼至极红，取出淬于药水内，取出又炼。如此七炼七淬，方可擂极细末，仍以微火熬干药水，取出甘石，再以万一丹一料，调匀甘石，晒干以磁器罐贮定，听用。炼甘石即用银罐亦可。

万一丹②

　　顶上状元梅花冰片，加入炼甘石内，同研极细，合成眼药，以便应用。

眼之总纲③

　　夫眼分左右。左象天，右象地；左主日，右主月；左

---

　　①　滤：原作"摅"，据文义改。
　　②　万一丹：《捷要》其下有"此丹只可以口传，不可笔之于书，非其人不传，必忠信为实之人，方可传之。传时定要斋戒沐浴，祝嘱天地，用生雄鸡血，入滚酒内食之。勿要说过，不可滥传"。"万一丹"方药后还有"炼万一丹法、还睛丸"内容。
　　③　眼之总纲：疑错简。

属阳，右属阴；左为气，右为血。其体圆润，其用旋转，内包皎洁之精膏，外见黑白最分明，蕴五行之理，具五色之质，气通五脏，脉贯六腑，光则昭五脏之精华，明则主六腑之清气，视彩色，辨秋毫，不容丝毫之掩蔽。珍之重之，庶无眼患。

五经部位①

眼有五经，心肝脾肺肾是也。看症有部位，金井、大眦、小眦、上胞、下睑是也。心之位居中，金井之部亦中属心；肝之位居侧，大眦之部亦侧属肝；脾之位居下，下睑之位亦下属脾；肺之位最高，上胞之部亦高属肺；肾之位居尾，小眦之部亦尾属肾。此五经之部位，《易简》之所传，更便于认症者，真所谓异人所授，非寻常眼科所能及也。

五脏相兼论②

脏腑有独名，部位有独处，而病无独脏，有一脏而兼各脏者，不可不辨也！白珠周围，红筋一样，固属心病，如金井围外四围，乌睛之上，或在上胞、下睑、大小眦之处，红筋透上，生起白点，即心病兼乎各脏也！而肝脾肺肾之脏，又岂无相兼之病乎！试以大眦兼上胞言，独大眦

---

① 五经部位：疑错简。
② 五脏相兼论：疑错简。

之筋极红，而上胞之筋次红，即肝病兼乎肺也，举二脏以例其余。

缓急先后用药之法

症有缓急，药有先后。而病目者，痛与痒互发，止痛为急，用药为先，止痒可缓，用药为后；肿与泪齐来，退肿为急，用药为先，止泪可缓，用药可后。而且上热下冷，除热为急，用药为先，补冷可缓，用药可后。再者妇女因信期而生血膜，调经为急，用药为先，退膜可缓，用药可后。因孕娠而起瘀肉，固胎为急，用药为先，散瘀可缓，用药可后。更有小儿因麻痘伤眼，解毒为急，治眼可缓；或疳积伤目，磨疳为急，治目可缓。略举数种，以明缓急先后之法，余不尽举，贵善推之为要也。

眼病专重于心

心为一身之主，百体从令。目内虽有五脏六腑诸经络，其所以司视者，神为之主，气血为辅，故心名神之舍。气血有运用之能，况心又生血，而气行乎其间，则目之专重于心者此也。即使目病，见于各经之部位，虽以各经之药为君，而心经之药可为臣、为佐，致使心得安静，而各经之病易痊，犹之家主不受累，则儿孙之灾易解，此可以知心之有专重矣！

心经部位

　　心之位居中，故形之于目，则中间一点，大如灯芯，圆如珍珠，乌如黑漆者，名瞳仁，号金井，属心主血脉为火，君为里，小肠为表。凡病眼者，白珠周围通红带黑，肿痛难开，泪如雨下，此为心经之实火，宜用清心散心部一。又或夜卧不安，大小便不利，是表里俱热，以清心散，加大黄、朴硝、木通、枳壳于内。若白珠周围略带淡红，兼有黄色，不羞明，不怕日，亦因劳心大过，致使相火上炎，则心经之虚火，相应而并盛，此为心经之虚火，宜用活血安神汤心部二。再者内障之症，心病居多，或夜间不寐，神气不宁，或夜读细刻，伤损精神，致生虚火，并有各脏空虚火齐发，将金井内本黑之神水熬煎，或变淡白色、变蓝黄色，此犹可治。独成死乌绿水，与夫①瞳仁开大，散如黑豆样，以及长缺尖斜，三光不见者难治。只初起有三光，变通用药，耐心服之，十好五六。如求速效，误用药味，十不救一。盖内障原要瞳仁不损，内结翳膜，或系赤蓝黄白色，生于瞳仁金井中，圆如灯芯大，对面看之，翳膜显然，侧面看之，乌珠浮起，翳膜在内，针拨自愈。

肝经部位

　　肝之位居侧，故目之大眦属肝，主筋为木，为里，胆

---

① 夫：原作"天"，据文义改。

为表。若大眦红赤而紫黑，或痒痛不已，洒泪不止，胬肉胀大，此因怒气伤肝，饮酒过度，致生肝火。肝火生则木旺，木旺而生心火，火得木而焰不可止，宜用平肝散_{肝部一}，佐以心家药，此治肝不离乎心也。若大眦淡红，其人头晕腹痛，此肝经虚火，宜用养肝活血汤_{肝部二}。盖治肝无补，肝以泻为补，故养肝活血汤内，用黄芩、赤芍者，即此意也。且肝藏①血，肝虚即血虚，所以有养肝之名。

脾经部位

脾之位居下，故目之下睑属脾，主肌肉为土，为里，胃为表。若下睑红赤而带黑色，或腹内胀满、吐逆、呕酸，大便闭结，此因好食煎炒，饮食过多，宿物不化，致伤脾土，久积成热，为脾经实火，脾火盛则生土，心火相投而益炽。宜用清脾饮_{脾部一}，佐以清心药，此治脾不离乎心也。若下睑淡红，其人面色痿黄，或吐泄交作，或寒气疼痛，此脾虚火，用和胃散_{脾部二}。然人治眼，开口说肝热多，用凉肝之药，不然以意推侧，便云肾虚，即投补肾之剂，而理脾治胃之法，全然不讲。独不见目内，自有脾经部位，而虚实自有红筋浓淡之别，胡为止从肝肾模糊用药？不知土旺四季，为中州仓廪之官，多服凉肝之药，则肝受伤，而木气妄行，致克脾土，土受克，不救土，而

---

① 藏：原作"脏"，据文义改。

仍用补肾之药，愈滋水以生木，则脾土焉得不空虚而待毙？所以眼科无精工，是不顾脾土之过。况脾统①血，故和胃散，用归、芍真有意。

肺经部位

肺之位最高，为经络之华盖，故目之上胞属肺，主皮毛，为金为里，大肠为表。若目之上胞，红赤而黑，头痛羞明，鼻塞泪出，甚至眼弦痒痛，或拳毛倒睫，或血膜下垂，此因外受风霜之邪气，内食油腻之热物，妇女胎前产后，感冒风寒。小儿作麻作痘，触犯邪气，此为肺之实火。盖肺主皮毛，风邪易入，内积火热，外遇风邪，热与风相搏激，则肺大而气有余，有余便是火，况心火本克金，金既自热，心火乘其热而克之尤易。治法宜用抑金散_{肺部一}，佐以清心药，是治肺不离乎心也。若上胞淡红，其人神气困倦，此肺之虚火，宜用温肺汤_{肺部二}。肺本轻清之质，不宜峻补，亦不宜大凉，补要温和之味，凉要甘寒之品，不可不知。

肾经部位

肾之位居下，目之小眦属肾，主骨为水为里，三焦为表。若目之小眦红赤而黑，痛涩难开，小便赤色，夜间少

---

① 统：原作"纯"，据诸本及文义改。

寐，此因好食犬肉，或常服燥阳丹药，致使肾家久积热毒，相火生而为病，此为肾之实火。肾火起名相火，相火起，肝火应，引之而入心，心火发，则君火相火，一同燔灼，为热最烈，此为有根之火，宜用泻肾散肾部一，佐以心经药，是治肾不离乎心也。若小眦淡红，其筋或胀大浮起，中空虚而有若紫黑之状，不畏三光，脚软无力，男人房劳过度，或梦遗漏精，女人多产胎伤，或崩漏败血，宜用活血地黄汤肾部二，继以固肾保光丸肾部三。然肾虽有热，不可过用寒凉，所以泻肾之方，黄柏、知母尽凉，务要盐水炒至黑色，去其寒凉之性，更有三分滋阴之功，何也？恐肾过凉，则精寒，男人则生养少，女人则产育稀。泄肾之药，可不慎哉！

问答十一条举其大纲者①

问曰：看目有一定之法，何为古书以轮廓认症，《易简》以部位立诀，两不相同，何也？试以五色论之。火象赤，大小眦皆赤，古书谓心属此，以心主火，火色赤也；木象青，青轮亦青，古书谓肝属此，以肝主木，木色青也；土象黄而有质，胞脸俱有质，古书谓脾胃属此，以脾胃主土，土色黄也；金象白，白轮亦白，古书谓肺属此，以肺主金，金色白也；水象黑，瞳仁亦黑，古书谓肾属

---

① 问答十一……大纲者：似为问答十一条总标题。下文一段应另有标题。

此，以肾主水，水色黑也。古书之法如此。今以《易简》之部位论之。心本居中，金井亦居中，当属心；肝本居侧，大眦亦居侧，当属肝；脾本居下，下脸亦居下，当属脾；肺本居上，上胞亦居上，当属肺；肾本居尾，小眦亦居尾，当属肾。则《易简》之诀，大不同于古书之法意，如伏羲先天之卦位，不同文王后天之卦，其体先天之卦，其用①，体用不可偏废，兹二诀可以兼用与？抑彼是而此非与？幸明以教我。答曰：古书以轮廓认症，由来久矣；《易简》以部位立法，岂易得②哉！余初亦疑之，乃几费思索考究，经三载而始悟。古书以轮廓配五经，法虽不同于《易简》，而理不出乎生克之外；《易简》以部位象五行，而理本乎生克之中。余故曰皆是也。只与人谈论医理，从古书轮廓之法，庶不令人疑。至于认实目症，照《易简》之诀，实系异人所授，隔一隔二，治子治母之至理，其法更捷，其效更速，非古书所及载者也。

问瞳仁内何为有人

答曰：瞳仁者，系一团精膏，光明皎洁，神气团聚，鲜血滋润，岂止有人之形，犹之宝镜悬空，万物华照。所以瞳仁内本无人，以我视彼之目，而瞳仁内之人即③我之

---

① 其用：据《捷要》及文义，其后当有"后天之卦"四字。
② 易得：《补编》作"独异"。
③ 即：原作"郎"，据文义改。

形，岂瞳仁内果有人乎？见人即人之形，见物即物之形，则其内之精膏，清亮光华，不容丝毫之遮蔽，况眼病而生内外膜乎！然外膜生于侧边十有八九，生于金井之中十止二三分见。若瞳仁疼痛，突起带高，正看见为有膜，侧看乌珠浮起，膜在内里，其色或带蓝白黄赤者可治，若带乌青与绿，以及斜缺①，三光不见者不治。从此认症，则目之见与不见，兼之可治不可治，断之如神。

问头风发之原委

答曰：风之为物，来无踪，去无迹，只以气言，四时兼有，温而徐为和风，急为猛为暴风。有所谓邪风者，阴阳不和，寒热暑湿之气，动而击物，易于从人。气血壮者，触之不甚为害；气血弱者，偶一触之，即由毛孔而入肺腑，闭气道，阻血路，气血不行，则筋不润，枯缩而不舒畅，以致生病。是邪风作祟，遇热气则驱之，上至于顶心，太发头疼，而目则突起睛高；遇寒气则赶之，上入于头额，冰凉脑髓，而目则不畏三光；遇流痰则引之上行，头昏目暗，而风②疱叠起；遇恶血则逼之逆上，头目痒烂，而红翳流脓；更遇毒气，则逐之上升，攻太阳，伤眉骨，则满眼黄脓，而蟹睛吐出；且遇暑湿，则遵之伤往，伤泪堂，逼睛珠，色黄红肿，疼痛难开。数条乃邪风作祟之大

---

① 斜缺：《补编》作"焦小扁长尖斜"。
② 风：原作"疯"，据文义校改。

端，余不尽举。业斯道者，依此认症，用药变化，自然取效。

遇热气，宜用降火汤败毒散加石膏，头风原委一。

遇寒气，宜用活血消风散，头风原委二。

遇恶血，宜用下血去毒①饮，头风原委三。

遇流②痰，宜用清痰降火汤，头风原委四。

遇毒气，宜用解毒去翳汤，头风原委五。

遇暑湿，宜用除热消暑饮，头风原委六。

问头疼痛何以分虚实

答曰：头为诸阳之首，阳主气，气有余则为火。又诸痒多风，诸痛多火，是热气而生风也。然头风有偏正不同。正头风者，满头风痛，痛时如脑箍之状，头额有风疱，或耳聋，口斜，目赤，大便闭涩，日重夜轻，夜卧不安，此为实火，即为实风，宜用败毒散加石膏头风原委一即降火汤，继用清痰降火汤头风原委四，治火即治风也。又此症人虽虚弱，必内真实热，大小便闭结，头额睛珠作痛，口鼻唇腮发痒，瞳仁开大，变为暗绿内障者，俱以前方服之，火退风自退也。若微微作痛，又时痛时痒，目内淡红，大小便利，日轻夜重，似睡非睡，此为虚火，即为虚风，宜用逐风膏头风疼痛一，继用活血消风散头风原委二，是

---

① 毒：《补编》作"翳"。
② 流：《补编》作"风"。

血和风自止也。此正头风之虚实判然也。至于偏头风，或左边或右边，各发疼痛，谓之偏头风。左属阳分为气，然阳不离阴，是独阳不长，气不离血，是气无①血不行，故左虽属阳分之病，而药宜佐以血分之属者，是以阴济阳之法也；右属阴分为血，然阴不离阳，是孤阴不生，血不离气，血无气不行，故右虽属阴分之病，而药宜佐以降火之类者，是以阳济阴之法也。四者辨头风虚实之确论也，然即此而论异症变出，笔不尽载，变而通之可也。②

问目眵何由生

答曰：目眵者火热煎熬眼泪而成也。夫泪为肝液，目乃肝之候，肝受病，液即流入泪堂，洋溢而上注于目之大眦，曰泪。然泪有四，冷、热、风、气是也。血虚肝寒，其泪阳分少，阴分多，出时冷为冷泪；肝旺火盛，其泪阳分多，阴分少，出时热为热泪。所谓风泪者，肝经受风，迎风则有，避风则无；所谓气泪者，怒则伤肝，气发则流，气平则止。至于泪成目眵，是病眼时，无论虚实，决然多泪。但虚火③熬煎者，色白如软，似脓似浆；实火熬煎者，色黄如硬，成粒成块，但结聚于两眦之间，拭净又

---

① 无：原作"为"，据《捷要》改。
② 夜卧……可也：《捷要》置于"问风弦赤烂症出何经"之下"有因产时洗不光净"一句之后。
③ 虚火：原作"火"，据《捷要》改。

生，必待火退而后无。

问拳毛倒睫症出何经

答曰：症出于脾肺二脏。上胞下脸，本包裹眼珠之皮，皮弦之中，各有毛孔，气血流至其间，惟恐流溢，特生睫毛，以塞其孔，则气血不至渗漏，得以滋润皮肉，而胞脸软和，筋脉舒畅，则目弦自然宽松，睫毛挺直而外向也。倘脾肺受风，闭塞气血之道路，则风痒之症生。至筋脉缩而胞脸硬，胞脸硬则目短促，而毛渐次倒转而内卷，犹之指屈掌心则为拳，则指甲自然刺伤拳掌心，故名拳毛倒睫。初起泪出弦痒，以毛拭之，日积月累，其毛倒入一二条，久之上下弦毛皆入，白珠受刺，终日红赤，羞明怕日，甚至生膜。治法以左手翻转上胞目皮，右手用银刀轻轻镰洗，去其瘀血，使胞薄软。方以竹夹夹起，令睫毛向出，即不刺目。但上胞可以刷洗，只方用竹夹夹起，然夹时投以定痛丸^{拳毛一}，良久以纸拭干眼泪，恐湿竹夹难用手法。夹后若痛，投以解热散血汤^{拳毛二}；不痛其人必虚，以养肝活血汤^{肝部二}，去黄芩加桑皮与①服。俟夹脱落，照症施治。然患是症者，多畏夹法，常以松箍箍去拳毛，以图近效，不知生过短毛，刺目尤甚，不如夹②之半月成功，而病根去矣。

---

① 与：原作"舆"，形近而讹，据文义改。
② 夹：原作"来"，据文义改。

附辨虚实口诀：夹目，此目浮肿疼痛，则夹子外之皮肉，其色焦枯，而带黑者为实，宜用清凉之药；次日①头面微肿不痛，夹子外之皮肉，其色淡白，而稍红者为虚，宜补益之药。照症施治，百发百中。

问蟹眼吐珠

答曰：蟹眼之症，脏腑中久积热毒，无因不发，倘遇外感，勃然而来，或在乌珠周围之处，生出黑胞，根小而苗大，如蟹睛之状，故名蟹眼吐珠。但未吐之先，其乌珠上，或左右上下，先起白点，而麻子大白点内浅浅一窝，不②早调治。至睛珠疼痛，其窝益深，谓之白陷，陷内定起一团黄脓，黄脓底下，逼出一点异色之珠，渐长渐大，如乌豆之状，甚则上胞包裹不紧。治法速用败毒散头风原委一，去其火毒，蟹珠渐渐缩转，黄脓随之而入，药力不能止位，蟹珠虽转而入之，黄脓变成白翳，中间缩不尽之蟹珠，一点黑色，如针目大者，谓之针障，终为不退。所以蟹珠之症，治之仅好得七八分。然又要看起于何处。起于金井，虽转不能视物；起于青珠上下四旁，方好得七八分。此症甚多，故详述之。

---

① 日：原作"目"，据文义改。
② 不：据文义，疑为"宜"。

问风弦赤烂症出何经

答曰：目之两弦居于胞睑，实因脾肺二经，内积热毒，外受风邪，故热与风相激，毒与邪并攻，浅则微微作痒，深则痒极难忍，以手搔之，皮破血流，久后弦上生出黄色脓点，睫毛脱落，满弦赤烂，甚至痒塌难堪。治法浅者，以解毒消风散<small>赤烂一</small>，深者以败毒散<small>头风原委一</small>，服之泄去热毒，次以逐风膏<small>头风疼痛一</small>，去黄芩与服，三用活血消风散<small>头风原委二</small>，四用健脾饮子<small>赤烂一</small>①，次第用之，决收全功。但此症有起于胎中者，因母怀孕，多食热寒之物，胎内积毒，至二三岁而发者；有因产时洗不光净，恶露入眼而发者；有因麻痘毒未尽出，留滞于脏腑而发者。然治法则一，照前药用，自然可痊②。

问胬肉扳③睛出自何经

答曰：此症系大眦之红筋，胀大于白珠之上，透入青珠，以及遮蔽瞳仁，致令目盲。然起于白珠之时，原系一条红筋，大如绵线，直遮青珠，名为赤脉穿睛。旁边有小红筋，簇拥而合成一片大红肉，谓之胬肉。但在白珠上，是生稳之肉，若入青珠，是浮浮递过，遮着金井，未曾生

---

① 一：《捷要》作"二"。
② 恶露……自然可痊：《捷要》置于"问目眵何由生"下"拭净又生"之后。
③ 扳：同"攀"。

稳，谓之扳睛。盖此症系肝火燥妄，多怒气，食毒物，好饮酒，久积火毒，以侵血海，至恶血从火而上，注于泪堂，故大眦起于红筋，胀成为胬肉。治法血气旺者，先用败毒散_{头风原委一}，继用洗肝散血汤_{胬肉一}；气血弱者，先用洗肝散血汤三剂，继用养肝活血汤_{肝部二}。倘诸药不退，只得取银钩，从大眦白珠上之胬肉钩起，用银刀轻轻割下，有血勿惊，拭干再割。但未割时，先服定痛丸_{拳毛一}，方敢动刀。割后量人之虚实，用药内治，外以万一丹，同拨云见月丹点之。次日再割，以割尽为度。倘割未尽，生过尤甚，不如莫①割，且割亦止在白珠上。可用刀钩，青珠上不宜刀钩，何也？以胬肉至珠，不会生稳，用铜箝箝住，割动之肉，轻轻缓缓扯将前去，至金井边，胬肉自脱。此系险症，亦难痊愈，特详述之。

问黄脓上冲出自②何经

答曰：黄属土，脓则火热煎熬，毒血而成浆，上冲者从下走上。此症发于脾胃，脾胃热，加之饮食毒物，毒与热停于脾胃，则脾经所统之血，受热毒之害，致使脾胃不得安静。况脾本恶燥热，毒燥入脾，则土必焦干，必至将血熬煎成浆，变为黄色，故从下睑而上，其形如片月之状。但此症，大人多因饮食而发；至于乳童，有因胎元积

---

① 莫：《捷要》本作"再"。
② 出自：原作"自出"，据《捷要》本乙正。

毒，与夫麻痘余毒未尽者。然不论老幼，要分虚实。虚人则面色黄滞，不畏三光，不作疼痛，或吐或泄，宜用理中汤_{黄脓一}，加健脾解毒之药；若系实人，则面色红黑，羞明怕日，疼痛难当，小便闭，卧不寐，实用败毒散_{头风原委一}，继用清脾饮_{脾部一}。虽然黄脓之症，实系内障，正看其脓，似乎在外，侧看其脓在内。然黄脓之症，来得浅缓，照方调治，可以救痊；若来得势急，小心用药，十方救六，何也？黄脓之外，青乌珠之上，落下一窝，窝中吐出蟹睛一个，渐次起至三五个，久则合成一大个，名为旋螺尾，痼疾成矣！甚矣！眼症之险，莫若此也。

问突起睛高出自何经

答曰：突者勃然而来，起则窝中凸出一珠，睛高者，目睛吐出金井外，高顶半分，其顶尖而根胀大，其色乌润而内黄水。此症系眼之中间，一点小小黑圈，圈内一团皎洁精膏名睛，其位属心。盖心生血，而气主乎其间，是睛凭血以润滋，籍气以温暖，故得平安而光明也。至若发高起之症，是风寒暑湿不正之气，混侵气血，将血变为瘀血，气血浊气，而热发焉。热极则生风，必将心经之君火，吹燃其焰，一齐上攻于头顶。况头为诸阳之首，为众火之宗，阳得火而头必痛，且头内之丝，先贯于目，而上攻之，火无门可出，定然走于两目之窝，为更便也。以至火热熬煎，睛膏滚沸，炕破金井，冲出尖珠，谓之突起睛高者此也。则此症出之于心经也明矣，纵有各经之病，互见于其间，亦仅兼用其药已耳。但火则有实虚不同。实则周围红筋拥盛，色带乌，而疼痛不寐，宜用清心散_{心部一}；虚则周围红筋淡色，神气困而虚烦不宁，宜用和血安神汤_{心部一}，加解毒之药，其高睛自平。但此症取平甚易，任他高出一分，用银锋针针之，流出黄水，立见低平；次日又起，只认①清虚实，变通用药，其病退，后再不复发。只睛虽平，而一点白翳，不能尽去。噫！病目者不出是症，而后可也。

眼症大略②

人身所首重者，莫良于眸子。内脏③经络，治分五行。障有内外，症有原委，有七情六欲所致，有感冒风邪所致，有多食炒④热、过服寒凉所致，有因贫穷饥饿⑤劳力所致，有因富厚放情恣欲所致，有因暴惊暴怒以及哭泣坠泪所致，与夫跌打撞冲所致；又有男女贪嫖乐色，梦遗漏精，妇女胎产失血，经期崩带所致；且有男女⑥疳积吐泄，麻痘余毒，急慢惊风所致。此眼症之大略，举之以便考察

---

① 认：原作"忍"，据文义改。
② 眼症大略：该段据内容疑错简，置卷一为妥。
③ 内脏：《补编》作"内应"。
④ 炒：疑为"燥"之误。
⑤ 饿：原作"伐"，据《捷要》及医理改。
⑥ 男女：《捷要》作"小男"，《补编》作"小儿"，义胜。

也。至于各症之外，笔不尽载，业斯道者，小心辨认，变通用药，治无不效。虽然治病贵明医，善养在乎己。凡病者，须静坐澄神，宁心息虑，调和饮食，节少色欲，避风远湿，养①性捐②酒，服药一剂，胜过十剂，诚非虚语也。

分辨内外障之法③

眼症多端，原载三百有六十，后之名医，嫌其繁缛，摘其要领，仅存七十二症之名，则内障二十有四，外障四十有八。外障多有余，有余者实症也，多有余则不尽实也；内障多不足，不足者虚症多④不足⑤，则不足尽虚也。盖虚实从经络察认，障翳从部位分出，青珠皮上，或上下四旁，起有蓝黄赤白之膜，正面见之，见为有膜，侧面看之亦然，谓之外障。若金井之内，精膏之中，起有蓝黄白⑥与青黑之色，以及绿水、瞳仁开大、瞳仁焦小等症，正面看之，见为有障，侧目看之，乌珠浮起，不见有翳，谓之内障。二者分辨内外障之定法也。

① 养：《捷要》作"戒"。
② 捐：抛弃。
③ 分辨内外障之法：该段据内容疑错简，置卷一为妥。
④ 多：据前文，疑为"也"。
⑤ 不足：疑衍。
⑥ 白：《捷要》作"赤白"。

医　案

康熙癸酉，父母生余，养育教训，望余成器，年至十七，颇知习书，无奈念否，眼病缠连，多服凉药，诸病并作，惟眼病更甚。及至二十五岁，场屋伤神，失明五月，几欲自毙，回思父母，尚望好日，幸遇李氏恩师，承彼调治，日光月明，于是从学，照方治人，甚有效验。然治人固验，而已病尚多，如翻胃、漏精两病，未善调治。一日姊夫胡君梅臣，素明医理，谈及翻胃之症，制备丸药赠余，服之翻胃病除，叩其方，则曰白术益土丸见案一。再者先祖卜地，堪与许子，见余未生子息，授一方名曰种子丸见案一①，余服二料，精门紧固，肾囊烧暖，后得子四人。此是已身服验良方，与夫治人变通加减之方，编成医案，以便后学应用。

佃人年二十，身体壮旺，目肿难开，召余调治。时余初学，观其症，筋带乌红，大便闭塞，知是实热。始以清心散心部一与服无效，继以败毒散头风原委一投之，仅泄一次，仍然闭塞。至次日咽喉肿塞，饮水不通，危急已极。

---

① 一：据后文"诸方便览一"方药内容，当为"二"。

余心惊甚，问之或错食物件，彼云未有，察其形红中带黑，听其声明而且亮。细思之方知久积热毒，服通利等药，仅泄一次，仍然闭塞，是未尽去之热毒，不从下出，而从上逆，致攻咽喉。遂再投败毒散，复泄二三次，外以天红叶、地钱草、捣川连水敷之，咽喉渐开，头目渐消。后以散血明目药与服痊愈。彼时若不察形听声，斟酌用药，非惟目瞎，命在须臾，此道实难。

农人年四十，身体壮旺，症系拳毛倒睫，以竹片夹起，服药月余，将收全功。时值秋收，停药二月，复召余医，即与以败毒散<small>头风原委一</small>，嘱之曰：服此药，定然作泄，方敢点万一丹。不意农人未服败毒散，先点万一丹，痛极难当，一夜不眠。赶余往视，血肉满目，全无黑白，肉上黄色脓浆层层叠起。余心惊甚，问其原由，彼云未服前药，余速命之服前药，其痛稍定，少刻作泄，其痛即止。后以去翳散血药服至四十余剂，救转六七分，目不能痊愈，则不服败毒散，而点万一丹。其变幻如此，可不慎与！然此系壮实之人，至于虚人，又不拘此。

营官职居游府，年五旬喜食烧酒、煎煿等物，突然右眼作痒，小眦边生出肉球，筋小如灯草，苗大如梧桐子，其色红紫花白，吐出眼皮之外。原请僧医，用钩割取下肉球，血至而愈，月余又起，较前益大。游府心惊，命余治，看之症果奇异。游府问是何经，余曰：总戎贵恙方书未有，只肾经久积火毒，熬煎其血成是球。游府曰然，又问何以施治。余曰：此症勿用钩割，虽割复起。游府亦曰然。始以僧人钩割，与已摘下之法细述，方信与言相符，后求余方。余以生六味_{书友一}加减与服，再用花蜘蛛所抽之丝，紧系肉球之根，及服前方十余剂，球落，再不复发。

江右钟姓后生，身体虚弱，右目上胞外生一血瘤，初起大如米，六年内渐大如圆眼，召余医。观其目，并无别恙，只胞外血瘤坠压眼球，不能视物，起时全无痛痒，其瘤软，按之内系黄水。余用夹拳毛之法，从瘤根下夹紧，使气血不能传过，半月内皮烂瘤落。将药结痂，内服加减生四物汤_{江右一}，外用拨云见月丹搽其夹口，一月痊愈。

少妇怀孕，忽然两目朦胧。外戚周姓，世代名医，投以八珍汤，加蒙花，无效。召余治，观其瞳仁微散，内本蓝色，余用八珍汤加北味，亦无效。问身内有暗疾否，妇云常发心气痛，余曰非心气，实是胃气寒痛，必然求助于心，致使心血均虚，而又两受其扰，其目安得不朦？即以理中汤_{黄脓一}扶起脾胃，合四物汤_{古方一}保养胎气，加香附、木香，运动胃气，五剂而愈。

老妇患双目，眼科调理，多服寒凉，各症杂出，延医方脉，救治未痊。至次年召余治，先观其目，胞瞳如桃，睛珠微红，而且面色浮黄，四肢俱肿；再诊其脉，六指兼虚，心脾尤甚。即投以归脾汤_{老妇一}，服三剂，忽然作泄；

速投附子理中汤_{老妇二}①，二剂泄，正目开；次日又发腰痛，投以六味_{老妇三}②，加杜仲、故芷各三③钱，二剂而愈。后又患痢症，伊夫以为姜附之过，余曰非也，此仍当时多服寒药，寒气留滞于脾胃之间，将气血扰乱，不能流行，致使肢体浮肿，胞脸胀大，兹以姜附之类，暖其胃气，则寒气不能停留，欲从大肠而出，孰知大肠受寒，久寒变为虚热，再过脾胃之寒，寒与热相击，遂成虚痢。投以连萸饮，半服而腹愈痛，欲便并无血秽，仅便下风，其痛除痢止，则系血虚气寒明矣。后以附子理中汤、归脾汤，互相为用，不惟目痊，百病俱安。余思此妇，因病眼服寒药出各症，皆由脾胃受寒之故，使不顾脾胃，只用眼科药，则此妇之命难保。药之难用如此，故详述之。

书友年二十，将赴县试，病目甚重。伊叔名医投眼科之药不效。召余师弟邱姓者医治也不效。及至场事甚迫，仍肿不开，急求余治。看其目，小眦红筋壅盛，周围淡淡红筋，余用加减生六味_{书友一}，一日两服，至晚痛止，次日减去麦冬一钱，再进两服，肿消目开，应试冠军。伊叔范子振问曰：何不用眼科之药？答曰：此症相火动，肝火应，引之而入，必是君火与相火互相燔灼。余以生六味加麦冬，使心肾之虚火各退，治火即治目也，何用眼科药为

---

① 二：原作"一"，据后文诸方便览一改。
② 三：原作"二"，据后文诸方便览一改。
③ 三：《捷要》作"二"。

哉！伊叔心服。此余认症的，用药当，故取效速。

室女年二八，目肿难开，左大阳①痛甚。观其目，肝火重，兼以心肾之火。问伊父曰：令媛月事发动，故有是症，伊父察问之曰然。余用清火调经之药三服，其痛稍宽，次日五鼓至晨，仍然作痛。余思此时属阳分，必阴虚不能济阳，致阳气有余为火，阴血不足，便生虚风，火与风相击而痛，投以活血消风散_{头风原委二}，加条芩、香附，次早痛减半，三剂而愈。此以阴济阳之法，若午后痛至夜者，虽属阴分，宜以阳济阴，故凡用药，贵得其当。

贫士李氏者，右目朦胧，其白珠不赤，只乌珠下向鲜红，如片月之状，正面看之，似为血翳，侧面看之，其血在内，是血贯瞳仁之症。问彼头额痛否？曰不痛，但脑中如冷风吹逼。此症之虚者，以和血顺气汤_{贫士一}，三服，血退大半，越四日竟不复请。余疑家贫无钱胅②药，当行方便，余自往视，见彼式负桌上，唤起问曰：尔目好否？彼则怒气悖悖曰：我目瞎矣，惟有一死。时余骇然曰：何出此言，服药不效，再改药方。彼曰：非关尔药，我隔邻王姓者，昨夜挂帐打钉，我妻恐其钉伤我目，劝彼收起，他决不允，反悖强恶，竟将钉钢刺伤我目，比前尤甚。余乃谓之曰：邻之打钉，何得尔目，俗语不足信也。尔之怒气若此，是肝经自立一钉，甚于隔邻之钉，余为尔起肝经

---

① 大阳：《捷要》作"太阳"。

② 胅：《捷要》作"取"。

之钉。于是将前方倍香附、枳壳，三服稍退，六服全愈。
噫！此人之眼，使余不自往视，则目已盲，不知者以余用
药之误，岂知与邻雀角①之故乎？所以业斯道者，不可拘
执自高，得方便时，且方便可也。

　　表弟余姓，方八岁，两目肿闭。召余治，抉开目皮，
上胞翻转，下脸起有黄脓，知是虚症，且头额朽烂，尽是
血痂磊砌，根下起有黄点，脓血荡流。问其由来，多服寒
药，伤损脾胃，盖血寒则凝，气寒则缩，故气血不能送出
毒气，况血痂磊砌，闭塞毒气，无路可出，自然倒转而
出，则目窍更高，毒气从此而致攻两目。余用加减补中益
气汤表弟一，十服后，不惟目好，头额俱痊矣。此即正气
胜邪气退之义。然因一人取效之易，后之患是症者，大同
小异，因人虚实，加减用药，其取效者，不可枚举。

　　姊夫王美中，次男甫生三朝，两目肿胀，请医调治，
用解毒消风等药无效。至七日，余看之，抉其目皮上胞翻
转，流出目眵，稠似药，黄似脓。余曰：此子胎元亏损，
非补不可。伊伯等曰：赤子火团，姻舅胡以虚论。余曰：
我自有据，方敢用补，众皆疑奇，惟姊夫笃信。余初投以
加减生四物汤江右一②，服下平平。次日连投加减补中益气
汤表弟一，三③服时遍体发出红点，余妹夫夫妇骇异。余

----

　　①　雀角：争吵。
　　②　江右一：原缺"一"，据后文"诸方便览一"改。
　　③　三：《捷要》作"二"。

曰：勿惊，此名胎麻，幸服补血行气之药，将胎内所受毒气送出周身，不致专攻两目，药内定要加入人参，渐渐服至一月，其目方好。当弥月①会亲，与余席，问及治法，余曰：此子目皮若系肿硬黑紫，目眵结成粒，实火无疑；但目皮柔软淡红，目眵脓稠微黄，定是虚症，故尔用补方愈。前日少一用凉，则此子之目已盲，非医者之咎而何！于是众皆称善，以为医道之难，此语诚然也。

外见有亲友，唐、曾二姓，一男一女，均属三岁，两目流出淡红血水，目内不赤，微微作痛。皆召余治，观其面色淡黄，神气困滞，余亦将前方次第与服，俱各得痊，特附以广见。

朋友年二十，病目，乌珠上向蟹睛吐出，投抑金散_{肺部一}，加连翘无效，再投败毒散_{头风原委一}，亦无效。察其形，色黄气滞，知为虚症，即投四物解毒汤_{朋友一}，仍然无效。时余甚忧，问之曰：尔有暗疾否？曰：无，只胸前胀满，似不贪食。方知是胃气下行，不能生金，故肺之毒气壅滞，而蟹睛不退。连用通气和血汤_{朋友二}，一服而蟹睛缩转，三服全好。况蟹睛之症，随治随效，独此友之目，几乎无效，何也？盖向之随治随效者，多系火毒血三种病源，故用清火解毒、破血行血与夫凉血和血，俱各见效；而此友胸前胀满，非独血、火毒作祸，实系胃气不

①　弥月：（初生婴儿）满月。

行，故用通气之药而病痊。则知眼科之要领，总不离血气二字，若离血气，而止曰热症，独用寒凉，为害非小。

僧人年三十，病左目，下脸起黄脓，形似娥眉，洵其病源，曰：目原不痛，不畏光，只夜间多呕酸水。余知脾胃受寒，即用理中汤^{黄脓一}，合四物汤，加连翘、赤芍、生地、银花、甘草等药，一服而效。十服后，又用健脾和血补肾等丸，其病全愈。越数年，有王亲一女，方三岁，病此症，余看面赤黄，不作痛，不畏光。问病源，则曰：作麻未久。余投以理中汤加连翘等药，次日黄脓退，变而冲上大眦。余思此系肝经受毒更深，脾经受毒更浅，故一补脾，而毒连入肝矣。即将本方加肉桂，以桂有折木之功，又令肝气暖，而毒退也。后又有黎官一男，方九岁，亦患是症，察其形，面色黄，神色困，不作痛，不畏光，且满头多系不结痂疖子，流脓荡血。其黄脓多上小眦，知毒气传入肾经，重用四君子，佐以四物汤，加连翘、牛膝、丹参等煎出药水，调沉香末一钱，服之少愈，再三五服，其病痊矣。此系脾胃虚弱，因暖补而治好者。又有一种火热，如我堂妹，亦患是症。余亦知为虚寒，投以四物等药，一夜不眠，黄脓变迁，几出螺旋尾症。问其病，曰：怕三光，甚疼痛，且大便结涩。又问常时好食何物。曰：多食煎煿糕饼。余知脾胃积热，速投败毒散^{头风原委一}，去其火毒，次用清脾饮^{脾部一}。数服后，虚症乃出，方用四物解毒汤^{朋友一}，其目乃痊。又妻兄胡君使女，亦出是症，其目下脸更红，微微作痛，怕三光。余亦用败毒散一服，次用清脾饮，又加四物等药，其病亦痊。是知此症，虚寒者，要用补益，火毒者，亦要清解，不可执一。只要认症清楚，方敢用药，但此症最多，亦最险，稍一救迟，立即成瞽，慎之。

各症①医案

吾母五旬外，因上高楼踏空，将鉴以胸，按住横梯，人虽未坠，胸堂②按伤，疼痛之极，将暖散之药服贴，次日变出噤口痢症，腹痛红多，危急已极。延医不验，只得卜乩示一方，名曰连萸饮_{老母一}。初服膈宽，再服痛止，三服思食，只大便窍门重坠，所便带血。再卜乩云，将塘螺三个去壳，交病者放于丹田、口内，良久再换，于此者三，自后所便成粪。此痢症奇方也。

余姊夫胡姓，其长孙患痢疾，初以为火热，将张仲景鸡迹草方_{长孙一}与服，所解益勤，命余商治。余问：痛否？曰：痛，只肛门下痛。察其形，神气困，不思食，所解之痢，色白者七八，赤者二三。便白者，有光滑之状，形如鼻浆，腥而不臭，且日轻夜重。余曰：此冷痢明矣，宜补脾气。即用归莲饮_{长孙二}与服，所解仍多，只白者略少，微转绿黄之色。次投以粟壳煎_{长孙三}，服下瞬息腹中做响，

---

① 各症：前有"附"字，据体例删。
② 堂：据文义，疑为"膛"。

颇思饮食，即食莲子粥一碗。越二刻，所解系未化之莲肉。再越二刻，所解微微成粪，而赤者一二，淡黄八九。三投以白术健脾饮_{长孙四}，服后成粪者，竟有三四分矣。四投以梅枣酒_{长孙五}，其解尽成黄粪，微载绿色，而腹内仍然频痛。姊夫曰：恐腹内仍然滞气。余曰：否！是寒气未尽去，故尔作痛。余用加味益气汤_{长孙六}，二剂仍然如故，而所解黄中忽然带黑，人以为浊气，正要尽去。余曰：非也，此脾气已暖，而所解固黄，惟肾气尚寒，则肾经之脂膏，一并滑下，故此秽黑，极危之症。即于理中汤内，重用肉桂，暖起肾气，至三五服而痊愈矣。然则治痢之法，岂可以火热拘乎！只在赤白二字，虚实判然，何也？赤多实为热，宜用清解；白多虚为寒，宜用温补；赤白各半，虚实互见，宜清补药用。依此认症，万无一失。

　　又表弟多食犬肉，次日发痢，痛极难当，全然解血，热气无疑。余将田螺肉三个擂，井水冷服，其痢即止，附之以为赤痢之征。又余自己，年三十有五，时值中秋，忽发痢症，日夜勤解，七八赤而二三白，即服大黄五钱，枳壳一钱，连翘、赤芍、生地、甘草、山楂各六分，不效，至晚仍痛勤解。无奈用塘螺三十个，煮出汁，并螺肉一食而尽，往馆下榻。半夜平安，至五鼓腹又微痛，起坐床中，胃口响声渐坠。余以为妙，下榻穿衣，忽然发寒战一阵，余惶恐良久，痛勤，只得登厕，其解顺利之极，腹内舒畅，快活如常。细看其所解赤白如何，但见黄粪中，一团红黑之血，结聚成块。余始知此痢症，系热毒积于血中，凝滞于肛门之内，故尔欲解不出。回思余性，脾胃多虚，好食辛热，偶中其毒，便成痢症，服大黄等药而不效者，是胃寒而不受凉也。服塘螺而即痊者，以螺虽凉血，而其肉滋润，不比草木根之枯滞也，此赤痢之多热也。至于白痢，亦有虚火夹寒气，并毒气壅塞于肛门边，以致唯解即解亦白。因此以上二症之实虚，详载于后，不得以为无征而不信也。且塘螺一物，余又用之，以治血症。有一妇人，多食老酒炖鸡，以致吐血。命余诊脉，右关洪①大而芤，余唤伊侄，将塘螺七个并壳，炆②，猪连贴③一条服之，即愈。则凡遇血症者，请勿轻服草木之药，以害脏腑，详细认症，以塘螺变通施治，不致为害，须当切记。

乾隆己未，姊夫胡君梅臣患腰痛，已自用药，不效。复请名医三人，亦不效，而疼痛几毙，举家惊慌，召余看诊。其脉六指俱寒，惟两尺极细，而案④只⑤指数清楚。余曰：此寒脉，可以救治，何用惊慌。姊夫曰：腰痛者多，吾之痛，不独在腰，并两腿，以及十足指，骨中痛极，难以言传。余曰：尔服药否？即以已用之方，与众医补气消

---

① 洪：原作"红"，据文义改。
② 炆（wén 文）：没有火焰的微火。《集韵·文韵》："炆，煴也。"
③ 连贴：胰腺。
④ 案：据文义，疑为"按"。
⑤ 只：据文义，疑为"之"。

风、去湿之方述。余曰：俱不中病。命余用药，余思而及①细而紧，定要峻补下元，即以全椒救肾汤_{姊夫一}与服，其药入口，片刻痛止。越一时又痛，速服药又止。于此服至四两胡椒，其病乃安。此腰痛之甚者。至于凡腰痛之人，腿足不痛者，余见古方，内有猪引仲致饮_{姊夫一}，随服随验，故并志之，以便用。

　　附剖腰痛之原委。凡腰痛，皆系命门火，表寒气入于肾髓，盖肾髓上通头顶，下连足心，故浅则腰痛，甚则腿足俱痛，再甚头顶亦痛。此寒气先已亡阴，阴亡不能济阳。至命门真火发动，而非头痛，急宜重用桂附，方能救治。倘一救迟，命在须臾。

　　又余往连邑，工人王即者送行。将晚，豚骨作痛，至宿店，眠倒客床。余问疼痛之状，彼曰：腰下豚骨，如冷风吹逼。余知此亦寒气入髓。途中无药，仅买胡椒一钱，盐水制炒，放地下去火毒，将酒送下七个，痛稍顺，命彼以滚水透洗痛处。次早再服一十四个，痛止。奔路九十里。噫！胡椒之性，灵应若此，其功可胜道哉。

　　余妻周氏，十四岁适吾门，至二十有三，未尝受孕，颇服补丸，无奈白带甚盛，日当盛忧，足尚熏火。及二十四岁，吾习眼科，略知药性，查览古书，得一方，硫磺豆腐制二两，白芍温纸煨二钱，米糊和丸，空心好酒送下一

---

①　及：据文义，疑为"极"。

钱，服完白带全好。迨二十五岁，使生吾女，随后生六子，育成者四。时雍正乙巳，两男同病，每夜带乳不能静睡，三焦火发，头面周身，生出毒疖，大如圆眼核样，色红而硬，微微作痛。余初以为实热，投以清热之药，其痛益甚，烦躁之极，复以四物汤古方一，加连翘、生地、赤芍、甘草服下，稍顺；继以八珍汤古方四，照前加七服，而毒疖结痂，月余始没出。三年丁未，吾往章贡，妻产三男，忽患阴挺，肿胀疼痛，后似羊囊。吾母以散血消肿草药，煎水与浸，益加疼痛。请周子名医诊脉，用补中益气古方五入人参痛稍止，只烦躁不睡，心经仍热。熬苦一月，余回诊其脉，沉细而数，用八珍汤加条芩、香附，四十服而愈。至乾隆元年又患阴挺，其脉大而沉速，用黄芪、当归、白芍、肉桂、升麻、赤芍、甘草十余服，其病痊矣。

雍正乙巳，余次男甫周龄，一日吐泻，危急不能自医，特请周医代治。周曰：速将理中汤与服，恐迟不救。即服一剂，周药则又服，吐泻更稀。次日周又曰：仍照前药先服。继又服周药，共四服，泻止仍吐。其症阴分，口开烦躁，手足坦直，目开上视，至鸡鸣，口目渐合。只所吐者，并非乳饭等物，竟系鲜血。余甚异之，追周医，周曰：过服军姜，燥动火，遂用四物汤，加侧柏等。余意不然，细思之，如果军姜，燥起之，血色宜紫黑，此血鲜红，乃相火妄动，血从火上，惟桂能引火归原，火归血即转也。即将桂五分同理中汤煎备，先进半杯，其势颇静；

再进半杯，血止而睡。后照方加减，斟酌调治，而病痊矣。特述之，以便用。

余姊适罗门，生养甚多，常病常药。一日气病，百药不效，延至半月，痛极将毙，举家无措。值余外回，达往看之，不醒人事，诊其脉，六部沉寒，惟心脉微微带火。余问：前服何药。姊夫曰：多系加减香砂六君子汤古方十六。余曰：药虽不中病，亦不甚远。沉吟半晌，忽然开机，曰：此系寒痰，停于胃口，而各经皆系寒气，自然不能送出此痰，惟重用暖补，使胃气暖和，而寒痰不遂，而自退也。余命甥将伏龙肝二两，老姜三钱，灯芯七节煎服。时至鼓，胃口突一块，大如茶瓯，疼痛益甚。余曰：此药性发也。速服再渣，易一时腹内作响，吐出白痰数口，块没即睡，次日再与一服，痛止。姊曰：痛虽止，余目盲矣，视物蓝色，任泣无泪。余会意，以姊五年之内，丧二子，亡二媳，哭泣伤肺，肺气胀大，自保不能，何暇生水以生木；肝木无水滋培，则木自枯，安有液以为泪？奈用冰糖三钱入前药以服，其目有泪而不朦矣。后以香砂六君子汤，加减和丸服之，方收全功。

连邑罗友，常病目，服凉药均不效，请余治。观其目，瞳仁散，诊其脉，俱浮滑，将成中痰之症。用六君子加香附、北味，一服少愈，目稍光，后用补剂，身体渐安。忽一日小便闭塞，投以五苓散古方十五，痛如刀割。余思服泻肾之药，而痛益甚，则知此友是虚寒，非火闭。究其原是寒气壅塞膀胱之窍门，故小便不得而出。用沉香通塞饮_{朋友一}与服，瞬息小便尽出，其人如常。知此则用药不可拘执，随意变通，自然取效。

雍正①年间，一乡榜蔚若刘先生，扯余至家，抱出稚子，命余治病。余问何症，彼曰：请看。细看之，面色微黄，知为脾弱；两唇淡红，知为口渴；头手微热，知为有潮。余表数剂。彼曰：不止此也，尚有怪病，请详看之。再四察认，肚腹软和，知其不泄，关文②清楚，知其无痰，虽有怪病，余实难认，幸明以教我。彼则笑曰：此子大便下血，有五个月矣，胡看不出？余曰：人年幼，气色旺，纵然便血，不甚损伤，故看不出。再问之曾否服药。彼曰：名医七人，百药不效。此症果怪，名医尚且无效，何况于余，请辞。刘曰：无辞，为我想一治法，足见高明。余侧踌躇良久，无药可用，一且会机。先祖有痔病下血，其方用蚌蛤肉二十个，猪大肠一尺，瓜子壳一撮，屡服屡验。余将此方变而用之，命彼将塘螺七个，猪大肠三寸，瓜子壳十四粒，服时入酒少许，其血立止。余曰：再与一服。不觉大泄，并无点血。自后用六神散_{乡榜一}，潮渴等症尽退，继以健脾未③药服之，永保安宁。

堂弟准东，每早呕鲜血数口，其脉微微带红。余用断

---

① 雍正：前有"附"字，据体例删。
② 文：据文义，疑为"纹"。
③ 未：据文义，疑衍。

红丹堂第一，服下血止，服完全料。再照原丹，加当归、白芍、川芎各三钱蜜丸，半上午白汤送下三钱，其病除矣。

外甥身体虚弱，幼时作痘，发标①甚多。初以次吾先生加减参苏饮与服，三日，手足心俱见红点，以为出齐，四日起水，五日该灌脓浆而浆不灌，即以参归鹿茸汤服下，六日仍不灌浆。请周医，周曰：归、茸不宜多用。余不信，仍照前方再进，顷刻浆满。何也？因前剂羊骨泡制鹿茸，其性膻滞不走，次以老酒酥，其性行走，故毒行浆满。至八日，其灌浆之痘，夹缝中忽见红点。余疑非班②即疹，盖班疹即属热症，又要清解，而此子体虚，又要峻补方能灌浆，仍何可用凉品，暂停一日，看势若何。及至十日，其红点依然，起水灌浆，或三五个，或六七个，与前灌浆之痘，合成一大个。始知脏内尚有未尽出之毒，幸服归茸重剂，随后而出者，一半者。信周医之轻剂，则未出之毒，致攻内脏，迨收靥时，轻则痂痕溃烂，发瘭发痈，重则五脏内伤，痂靥黑乌，亡在旦夕，医者不免于其咎也，如此甚失。医道之险，莫如痘疮；治痘之善，莫如聂子。屡治屡验，活幼之功，诚莫及矣。

附聂次吾先生认痘真的之法。夫痘乃母胎毒所出，则发于五脏，脏属阴，多虚少实。其认法不外气血二字。气

---

① 标：据文义，疑为"表"。
② 班：通"斑"。屈原《离骚》："纷总总其离合兮，班陆离其上下。"

属白，体天而亲上，故其高起之泡，气之位也，上也，气宜充焉；血属赤，体地而亲下，其四晕根脚，血之位也，下也，血宜附焉。若所出之痘，顶白而脚赤，是气血两配，可以勿药；若高起之顶落陷，则气反亲下，是气亏而不充，法当补气；若根脚下无红晕，是血亏不能附，法当补血。此理独易明也。更有通顶红色，成血泡者，是血亲上也，此非血之独盛，乃气虚而失居位之尊，故血得妄行，而僭居其位。急宜大补充气，气充则能统血，而红泡退。世人不识此理，一见红泡，便认为血热，用凉血行血等药，致令气愈亏，而死愈速。且有气独虚者，固宜补气，不宜补血，虚阳原不纵阴长，则阴愈消也；其有血独虚者，多因胃气伤损，尤当补足元气，气足而血自生。盖阴必从阳，阳生则阴长也，此阴阳消长之理，微渺而难识也。余阅是书，参透此理，则以气血二字为宗，虚实二字为准。故出痘者，本体薄弱，色黄神困，不甚大热，则用加减参苏饮；本体壮旺，面红气盛，大发潮热，则用升麻葛根汤；甚至血虚而不起浆者，固有参归鹿茸汤，气虚而不起胀者，亦有千斤内托散。由此用药，不惟治痘得效，通之眼科，百发百中，施之各症，亦能得心应手。特附之，以为后人之宗。

附麻疹以便览。夫麻疹形如麻，痘疹形如豆，皆蒙其形而名之。但痘出五脏，属阴，阴主闭藏，其毒深而难散；麻亦胎毒，出于六腑，属阳，阳主发散，其毒浅而易散。脏阴，多虚寒，故痘可温补；腑阳，多实热，故麻宜解散。然麻虽属腑，而热毒之气，上蒸于肺，肺主皮毛，实受其毒，是以发热之初，虽属伤寒，而肺家见症独多，咳嗽，喷嚏，鼻流清涕，胞肿，流泪，双腮睡赤，治法惟在宣发其毒，以尽出之于外，虽红肿之极，状如漆疮，不足虑也，以其毒发于外，即可免内攻。非若痘疮之必顾其收结也，然虽无收结，而发麻之初，亦当详审，不然恐致杀人。如初发热，烦躁面红，大便闭涩，用化毒清表汤；如初时不甚热，微微作潮，面白便利，用宣毒发表汤，治之自妥。仍当叫人父母，善为保养，无犯四忌，则得矣。一忌荤腥、生冷、风寒；二忌骤用寒凉药品；三忌辛热菜果；四忌酸涩补药。

诸方便览一

心部一　清心散

炒栀仁钱半　麦门冬　淮生地钱半　京赤芍　北连翘一钱　北防风　香白芷　白菊花八分　芽桔梗　条甘草五分

心部二　活血安神汤

淮生地一钱　白茯神八分　白当归　大川芎　生白芍　北防风　香白芷　白朵菊　芽桔梗　条甘草五分　麦门冬七分

俱食后服，不用引。

肝部一　平肝散

黄子芩钱半　京赤芍钱二　麦门冬　淮生地一钱　炒栀

仁　白朵菊八分　龙胆草　芽桔梗　北防风　香白芷　条甘草五分

肝部二　养肝活血汤

淮生地　京赤芍一钱　拣当归　大川芎　炒白芍　北防风　香白芷　芽桔梗　白朵菊　北连翘　黄芩　甘草五分

俱食后服，不用引。

脾部一　清脾饮

枝仁钱半　川根朴　生地一钱　枳壳　麦冬　连翘八分　苍术　防风　白芷　香附　甘草五分

食后服，不用引。大便闭，加大黄二钱，空心服。大黄之性走，最不守分，忌米谷气。

脾部二　和胃散

神曲一钱　白术钱二　茯苓一钱　木①香　香附　山楂　蒙花　当归　灸草八分　白芍五分　广木香三分，对服

半饥服，老姜饮。

肺部一　抑金散

桑皮钱半　花粉　生地一钱　麦冬八分　沙参　黄芩　薄荷　防风　白芷　桔梗　甘草五分

肺部二　温肺汤

北味钱二　桑皮　生地　当归八分　川芎　白芍　桔梗

---

① 木：原作"火"，据《捷要》改。

防风　白芷　甘草五分

食后服，不用引。

肾部一　泻肾散

炒黄柏钱二，盐水炒黑　肥知母　淮生地一钱　丹皮
光泽泻　麦门冬　连翘八分　防风　白芷　白菊　甘草五分

肾部二　和血地黄汤

熟地二钱　淮山　茯苓一钱　枣皮　蒙花　当归八分
丹皮　泽泻　川芎　白芍　甘草五分

半饥服，不用引。

肾部三　固肾保光丸

熟地四两　淮山　茯苓　当归　鹿角胶一两　远志两半
枸杞　菟丝　主实　沙苑　淮膝　大蓉　青盐一两　丹皮
泽泻七钱

蜜丸，每早汤盐汤送下，三钱。

头风原委一　降火汤

大黄二钱　赤芍　生地　角兀　枳壳一钱　连翘八分
防风　白芷　甘草五分

空心服，加石膏，不拘服。

头风原委二　活血消风散

当归一钱　川芎　白芍　生地　防风　白芷　荆芥八分
薄荷　细辛　桔梗　甘草五分

头风原委三　下血去毒饮

生地钱半　赤芍钱二　枳壳　香附一钱　连翘　芥穗

角兀　蒙花八分　红花　甘草

食后服，不用引。

头风原委四　清痰降火汤

川贝一钱　黄芩　麦冬　栀仁　半夏　茯苓　陈皮
白附　防风　白芷八分　菊花　桔梗　甘草五分

姜引，食后服。

头风原委五　解毒去翳汤

连翘钱半　角兀钱二　赤芍一钱　生地　蒙花　木贼
蝉退　黄芩　防风　白芷　白附　银花　土苓八分

头风原委六　①消暑引

香茹钱二　黄芩一钱　生地　苍术　川朴　赤苓　防风
白芷　连翘　栀仁八分　桔梗　甘草五分

食后服，不用引。

头风疼痛一　逐风膏

防风钱半　羌活一钱　白附　僵蚕　白芷　薄荷　生地
黄芩　荆芥八分　细辛　桔梗　甘草五分

食后服，不用引。

拳毛一　定痛丸

象皮四钱　川乌　草乌二钱　白蜡　乳香　没药　节参
一钱　麝香五厘②

蜜丸，临夹时用白汤送下七钱。若解，去此药，用甘

---

①　阴热：《捷要》作“除湿”。
②　厘：《捷要》作“分”。

草一钱，细茶一钱，同煎，服之立解。

拳毛二　解热散血汤

栀仁钱半　桑皮　生地　赤芍一钱　黄芩　川朴　连翘
红花　桃仁　枳壳八分　甘草五分

赤烂一　解毒消风散

连翘钱二　赤芍　生地　角兀一钱　防风　白芷　芥穗
八分　薄荷　细辛　桑皮　桔梗　甘草五分　银花一钱

赤烂二　健脾饮

淮山钱半　茯苓一钱　神曲　苡仁　芡实　白术　香附
五分　灸草三分　木香三分

姜引，半饥服。

胬肉一　洗肝散血汤

黄芩钱二　赤芍一钱　连翘　生地　柴胡　桃仁　防风
白芷八分　红花　桔梗　甘草五分　胆草三分

食后服，不用引。

黄脓一　理中汤

加白术一钱　干姜　茯苓　陈皮　赤芍　香附　灸草
八分

姜引，半饥服。

已案一　白术益土丸

白术四钱　当归　白芍　茯苓二钱　军姜　附片　香附

陈皮一两　木香五钱①

半饥，白汤送下。

已案二　种子丸

硫黄②　白术　归身　白芍二两　龙骨　牡蛎一两

米糊和丸，每早酒送下三钱。

江右一　生四物

加生地钱半　当归一钱　川芎　白芍　连翘　赤芍　蒙花八分　桔梗　红花　甘草五分

古方一　四物汤

熟地三钱　当归钱半　白芍一钱　川芎八分

老妇一　归脾汤

加黄芪　当归　白术　白芍　枣仁　远志　陈皮　人参　甘草　蒙花

包圆引。

老妇二　附子理中汤

白术　军姜　陈皮　甘草　蒙花　茯苓　附片

姜枣引。

老妇三　六味地黄汤

加熟地　淮山　茯苓　枣皮　丹皮　泽泻　杜仲

故纸

半饥服。

书友一　生六味

加生地　淮山　茯苓　枣皮　丹皮　泽泻　麦冬　防风　白芷

贫士一　和血顺气汤

熟地　川芎　当归　白芍　香附　柴①胡　枳壳　红花　桃仁　木香

表弟一　补中益气汤

加生芪　白术　当归　升麻　柴胡　陈皮　甘草　生地　连翘　赤芍　防风　白芷

姜枣引。

朋友一　四物解毒汤

生地　当归　川芎　白芍　连翘　角厘　桔梗　甘草　蒙花　赤芍　银花　防风　白芷

老母一　连萸饮

雅连三分　茱萸七个，炒　茯苓八分　枳壳　甘草二分

不用引。

朋友二　通气和血汤

当归　生地　川芎　白芍　连翘　香附　枳壳　乌药　木香　川朴　甘草

---

① 柴：《捷要》作"元"。

长孙一　张仲景鸡迹方　治赤痢用。

鸡迹　草葱　老米

煎服。

长孙二　归连饮

当归五分　白芍四分　莲子两个,并心　茱萸三分　老米

一撮

不用引。

长孙三　粟壳煎

粟壳一个半　神曲一钱　莲子十四个　老姜七分　乌梅一个

不用引。

长孙四　健脾饮

白术一钱　老米一撮　粟壳一个　乌梅一个　神曲八分

莲子三个

水煎,服时入酒少许。

长孙五　梅枣饮

乌梅黑枣七钱　灯芯　粟壳七个　石莲子一个

老酒一碗,水二碗,煎成两碗,随量服。

长孙六　补中益气汤

加黄芪一钱　当归　白术　神曲　山楂八分　陈皮　升

麻　甘草　人参　木香

姜枣引。

维友一　沉香通塞饮

沉香一钱　香附八分　木通　木香　附片五分

不用引。

乡榜一　六神散

白术　陈皮　茯苓　淮山八分　当归　甘草　人参
五味　白芍七分

不用引。

堂弟一　断红丹

四制侧柏一两　一童便　二酒　三苏木　四京墨

食后，白汤送下，三钱。

作痘一　加减参苏饮

山楂六分　茯苓　苏叶五分　川芎　桔梗　前胡　防风
白芷四分　人参　陈皮　甘草　干葛　半夏三分

姜引，食后服。

作痘二　参归鹿茸汤

鹿茸三钱，酒炙　黄芪　当归钱半　人参　炙草六分

泡圆姜引，服时入酒少许。

作痘三　升麻葛根汤

加干葛一钱　升麻　山楂　牛蒡八分　苏叶　川芎五分
桔梗　防风　甘草二分

姜引。

作痘四　千金内托散

人参　当归　黄芪钱半　白芍　川芎八分　官桂　炙草
山楂　防风　白芷　川朴五钱

酒冲。

附麻一　宣毒发表汤

干葛八分　牛蒡　连翘　前胡　枳壳　木通　淡竹叶六分　防风五钱　荆芥　薄荷三钱①

如天时热，加黄芩八分；天时寒，加麻黄八分。

附麻二　化毒清表汤

牛蒡　连翘　花粉　黄芩　黄连　骨皮　栀子　知母干葛　元参八分　前胡　木通　甘草五分　薄荷　防风三钱②

胡椒救肾汤③

胡椒一钱，盐水炒　杜仲五钱④　附片一钱　故芷三钱，盐水炒

煎服。

猪引仲致方⑤

猪腰子一　杜仲　故芷三钱

古方一⑥　四物汤

熟地　当归　川芎　白芍

---

①　薄荷三钱：《捷要》作"薄荷　炙草三分"。

②　钱：《捷要》作"分"，后有"如口渴，加麦冬一钱，煅石膏三钱；大便滞，加酒军钱半"。

③　胡椒救肾汤：《捷要》前有"姐夫一"。

④　钱：《捷要》作"分"。

⑤　猪引仲致方：据前文，前应有"姊夫一"。

⑥　古方一……卷末：《捷要》无。《捷要》有"取余骨方""治病必求其本论""辨病治病拟难说"等内容，当为后人传抄中添加。

古方二　四君子①汤

白术　茯苓　人参　甘草

古方三　六君子汤

四君加半夏　陈皮

姜引。

古方四　八珍汤

合四物、四君，名八珍。

古方五　补中益气汤

人参　黄芪　当归　白术　升麻　柴胡　陈皮　甘草

姜枣引。

古方六　十全大补汤

八珍，加黄芪、肉桂。

古方七　八味丸

六味地黄汤，加附片、肉桂。

古方八　理中汤

白术　军姜　陈皮　炙草

古方九　参苓白术散

白术　茯苓　淮山　人参　神曲　上②查　芡实　扁

豆　炙草

米汤调末。

古方十　六味丸

熟地　淮山　茯苓　枣皮　丹皮　泽泻

---

① 四君子：原作"四君"。

② 上：当作"山"。

蜜丸。

古方十一　二陈汤

陈皮　半夏　茯苓　甘草

姜引。

古方十二　拨云散

蒙花钱半　七厘木贼一钱　白菊　谷精　生地　草决
甘草八分　赤芍　桔梗五分

古方十三　调经方

熟地钱半　生地　当归　川芎　白芍一钱　香附　条芩
八分　甘草　红花五分　木香三分

腹痛者，加元胡；淡黄水者，加角羔①；面色黄，饮
食少，加白术、茯苓、角羔，去条芩。姜枣引。

古方十四　固胎方

当归　川芎　白芍　生地　熟地　续断　甘草　香附
条芩

姜引。

古方十五　三苓散

肉桂　猪②苓　白术　泽泻　茯苓

古方十六　香砂六君子汤

白术　陈皮　半夏　茯苓　甘草　人参　砂仁　香附
姜引。

---

① 羔：疑为"膏"或"胶"。
② 猪：原作"朱"，据文义改。

保婴出痘经验第一简易良方

金银花一钱　红花一钱　桃仁一钱　生地二钱　荆芥穗一钱　赤芍二钱　当归二钱　甘草五分

上药八味，秤足，用水二茶杯，煎至一黄酒杯。再用小儿本人落下脐带，约二三寸，炭火瓦上焙干，忌用煤火。研末入药，尽日内陆续与小儿服完，头一日服药，次日出痘，三日收功，不灌脓亦不结痂。须在小儿初生十八日内服之有效，过十八日不验矣！

余官直隶八载有余，屡见天行痘疹为婴儿一劫，不能拯救，心实惨然。因遍考医书，得稀痘方数种，依方施药，无如获效甚少。客秋因公访胡少泉、司马语及伊孙甫十二日，适获此方，如法制服，次日即出痘，周身形色红活，与天花无异，三日尽退，随又出疹，而小儿乳食如常。后司狱蒋君生子，十六日服之亦然。余心好之，而仍恐其或验或不验也。旋署后闻居民有生育者，谕命依方配药，服之者无不立验，然犹虑胎痘难凭，日久复出。比至冬间，各处天花盛行，殇者甚多，而服过此方者，竟不传染，可知痘疹之发，本由于胎毒所致，是以人人皆不免。小儿初生，胎毒尚浅，酌用脐带，暨八味寻常之药，均有益无损，一引必发，发无不透，且所发必轻，断不致有遗毒复萌之患。既经屡试屡验，诚为保赤第一神方，遂付梓以公于世，名曰保婴简易良方。尚赖仁人善士广为流传，俾诸初生儿女皆于十八日内，如法服之，为方至简，为功其钜，将举世婴孩，咸登寿域。未始非济世之慈心，行仁之善术也，特刊短篇，并识数行于末。此方系吉明府自通州携来，历试婴儿，无不应验，真乃保赤之神方也！

校注后记

《眼科开光易简秘本》（以下简称《秘本》），其名"开光"取开启光明通路，使视觉敏锐之意。眼为人身至宝，目之明亮，则人"能见彩色，明察秋毫，犹天有日月，光被四表，照耀九州"，因而"人之于眼，敢不珍之重之"。

本书现代未曾校注出版。查阅近百年相关论文论著，除《中国医籍通考》《中国医籍大辞典》《全国中医图书联合目录》等综合类中医学工具书对本书收录记载外，尚未有学者进行过系统的研究整理和探讨分析。鉴于本书在眼科专著中有一定学术价值，于眼科理论、临床有许多独特见解和创新内容，因而重新整理出版。

一、作者考

本书是由清道光年间眼科医生刘集福汇集清中期李文盛、周元瑜及胡梅臣内弟等医家的学术思想、临证医案整理而成。由底本的卷二"原序"和卷三医案第一则等原文，均可知底本的集成者和李、周二人经验的实践者主要为胡梅臣内弟。

如《秘本·序》提及"是书之治外障本于李文盛先生，治内障本于周元瑜先生，得舍内弟眼科，纂而

辑之，间又附以医案"，明示此书源于以上三部分
内容。

从卷二原序中得知作者从早年患眼病，到康熙年经李
文盛治愈，从其习医，再拜周元瑜为师，行医25年后，编
著《开光易简》的全过程。"余自甫冠，屡患目病，常请
眼科，多服寒凉，渐生翳膜，无奈带朦，察书上之方脉，
百药不效。年至廿五，再点片麝，翳膜尤甚，不辨昼夜，
余心闷甚，先大人忧甚……时康熙戊戌，突有眼科，众称
独步，如李氏文盛者，延至书室闻其谈症，考其辨方，
以及论药，大异与寻常眼科辈，余始倾心服药。七日稍
开，一月而光，其后就伊求教，伊传习其方，不烦艰
难，乃易知之方，读其书无繁文，又简能之昼……此外
障之法，得之于李氏者也。更有内障一法，遍访能手，
复逢周子元瑜，亲灸其门，得其真传，是内障之法，又
得之于周氏者也……余于是内外兼全，行世二十五载，
悉将秘传口诀，与夫经验之方，汇成一册，名曰《开
光易简》。"

同时，卷三医案第一则中有类似记载与前述内容相呼
应。"康熙癸酉，父母生余，养育教训，望余成器，年至
十七，颇知习书，无奈念否，眼病缠连，多服凉药，诸
病并作，惟眼病更甚，及至二十五岁，场屋伤神，失明
五月，几欲自毙，回思父母，尚望好日，幸遇李氏恩
师，承彼调治，日光月明，于是从学，照方治人，甚有

效验。"

由上可知是胡梅臣内弟在得李、周真传后，内外障医术兼全，行医25年，将秘传口诀与经验之方，汇成《开光易简》。胡梅臣得此书后，晚年游于江西宜春，传书刘集福，刘氏详订参订，晚年才将此书出版。

二、版本及内容流传考证

《秘本》成书于1840年，现可查版本除清光绪元年乙亥（1875）庐陵段述继堂刻本外，暂无他本发现。研究初期，和中浚老师提示1947年《眼科捷要》（以下简称《捷要》）与本书的密切关系，后课题成员调研又发现1934年《眼科易简补编》（以下简称《补编》）与《秘本》也在内容、体例方面极其相似，因而将两书列入参校本范畴。参校本《捷要》张育三编，刊于1947年，是书首述看目定法，并绘图注解，后载张氏家传眼科奇异秘方，前两卷在内容和体例上与底本有诸多相同，而第三卷中出现大段异文，故在校注过程中，主要将两者相同处进行对校；参校本《补编》全书分论证、服方、点药三部分，主张不用针刀钩割，纯以服药气化为主，点药次之，共载内服方41首，外用方25首。此书与底本出入较大，故仅做参校本。

由于三书流传地域和出版先后和背景差距很大，有必要对三书进一步介绍，以便于读者了解和学者继续研究。

1. 文献记录与馆藏

《秘本》一书据《中国医籍大辞典》中记载：三卷。清·李文盛、周元瑜合编。成书于道光二十年（1840）。据刘集福序曰，卷一外障，本于李文盛；卷二内障，本于周元瑜；卷三为胡梅臣内弟（名佚）临证医案，辑成是书。卷一阐述外障36症，每症附图及治疗方药；卷二眼科问答11条，阐述内障证治；卷三载眼科医案12则，腰痛、痘疹、吐泻等各证医案10则，末列诸方便览，载医案中所用方药70首。现有清光绪元年（1875）庐陵段述继堂刻本。《中国医籍通考》所记一致。《秘本》馆藏据《中国中医图书总目》记载，现存于上海中医药大学图书馆、山东中医药大学图书馆和中华医学会上海分会图书馆（经查未见），天津中医药大学图书馆藏有本书抄本（经查未见）。

《捷要》据《中国医籍大辞典》中记载：张育三编。刊于1947年。本书首述看目定法，并绘图注解；后载张氏家传眼科奇异秘方。现有四川万育堂铅印本，与《中国医籍通考》所记一致，馆藏于四川省图书馆和成都中医药大学图书馆。

《补编》据《中国医籍大辞典》中记载：聂子因（字日培）著。1934年韭松别墅刊印。全书分论证、服方、点药三部分。主张不用针刀钩割，纯以服药气化为主，点药次之。共载内服方41首，外用方25首。其馆藏据《全国中医图书联合目录》所载，存于中国中医科学院图书馆、上海图书馆和上海中医药大学图书馆。

2. 版本源流关系

《秘本》一书据刊刻者介绍，清初已有基础。清康熙五十七年（1718），眼科医生胡梅臣内弟患目疾，经名医李文盛治愈，胡氏倾心求教得治眼科外障之术；又从师周元瑜得治内障之法。行医二十五载，汇集李、周两家之说，编成《开光易简秘本》，后传书于刘集福。刘集福（1771—约1845），安成（今江西安福）人。年轻时设馆江西宜春，得胡梅臣授以《秘本》，行医数十年每多治验。道光二十年（1840），从其弟子彭道本、彭国道二人之请，将《秘本》整理成册，集福作序，刊行出版。考究本书的学术传承，刘集福在《秘本·序》中提到"此余茂年馆教宜春，适有游客自远方来，问其名，则名医胡君，梅臣先生也，相与把悟数日，蒙袖以示之……摽曰《开光易简秘本》"。《秘本》一书成书跨越百年，现存除1875年光绪本外，不闻再版。其后医者竞相传抄留存。

1934年出版的《补编》，现课题成员收集有韭松别墅版书影和1995年江西中医学院殷伯伦、殷纳新点校的人民卫生出版社本。《补编》著者为江西玉山聂子因，聂氏在《补编·序》中记载此书来源："余先祖昔所收藏抄本《眼科易简补编》……不详著者姓氏，大抵初亦应有刊本，版失无继刻者，遂致辗转抄传……幸费数十金，向赣东贵溪县某姓家访购得此书。"《补编·前言》也提到："《补编》大约为清代作品，原著者不详。在赣东的贵溪、玉山、德兴、乐平等县均有抄本传世。"从以上关于此书的流传范围和来源的相关论述中，可见其与《秘本》有着难以割离的关系。再看本书不论在书名、内容与编排体例上，都与《秘本》比较接近，当然尚有不少出入，故将《补编》定为《秘本》的参校本。

1947年出版的《捷要·序》中，作者张育三提及该书来源"并得高人传授所著奇异秘方"。由于本书在内容与编排体例等方面，与《秘本》内容基本相同，可推测《秘本》当是本书《序》中提及的"奇异秘方"。因而也将《捷要》定为《秘本》的参校本。

版本流传概况示意图

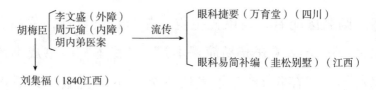

3. 校本的确定

此次整理校勘《秘本》，以清光绪元年乙亥（1875）庐陵段述继堂刻本为底本，参校本选1947年张育三编著四川万育堂版《捷要》和1934年韭松别墅版《补编》。

底本与《捷要》对比：以目录为例，底本无目录，按照内容标题列出底本目录后，底本标题47个，《捷要》50

个，两者共同标题 42 个，除"止头疼方""八宝灵丹""原序""各症医案""保婴出痘经验第一简易良方"外，底本其余目录在校本中均有，且顺序基本一致（参看版本比较图表系列之表 1）；又如内容方面，两书对于相同标题下的内容论述除些许文字、顺序差异外，几乎如出一辙，如在列述目之病状时，底本有血膜下垂、翳似卷帘，校本为赤膜下垂、雾似卷帘。此外两书甚至错误也一样，如在卷一"针仪式"和"针后照常论"之间，底本和《捷要》都有"下气散血方"一节内容，由于此处前后皆为论述医理，没有医案，更无方药，因此此内容疑为卷三诸方便览处错置而成。至于《捷要》最后"治病必求其本论"等内容，当是张氏家传眼科奇异秘方的部分，视为后人经验附录，不参与两书比较讨论。鉴于以上两书的高度相似，可认为《捷要》是《秘本》出版后保存较好的一个再版本，二书实为同书异名的关系。

底本与《补编》对比：《补编》与底本有诸多内容相近，但出入也较大。如在目录和内容方面：《补编》的第一部分论证中，有"五经部位""眼症大略""内障总论""看目定法""缓急先后用药""眼病专重于心"等内容，与底本的卷一卷二的部分内容相同，而其所有的"易简五脏所属眼图""用药总诀""用药探症法"等内容，都不见于底本（参看版本比较图表系列之表 2）。此外《补编》第二部分内服方药和底本"诸方便览"有许多相近地方，但其

第三部分外用点药与底本第二部分的外用药物并不相同。至于医理的论述方面，两者相同标题之下的内容大致相当，但相比《提要》，《补编》与底本的内容差距更大（参看版本比较图表系列之表3）。其原因应为在其流传过程中被不断修改增补，导致内容与原书出现一定出入。

版本比较图表系列

表1　底本与《捷要》标题目录比较

秘本	捷要	
独有标题目录	独有标题目录	共有标题目录
止头痛方、八宝灵丹、原序、附各症医案、保婴出痘经验，第一简易良方	目之病状图解、还睛丹、治病必求其本论、辨病治病拟难说、五行邪症致病暨虚实传染统论、增易景岳补和攻散寒热固因八阵小饮、品药制方治病解、证治语略	看目定法、内病见于部位、部位图、相兼图、内障总论、窍门、针法、针仪式、下气散血方、针后照常论、针后变幻论、内障歌、五要捷经、五忌捷经、二十四气宝石丹、炼甘石法、万一丹、眼之总纲、五经部位、五脏相兼论、缓急先后用药之法、眼病专重于心、心经部位、肝经部位、脾经部位、肺经部位、肾经部位、问答十一条举起大纲者、问瞳仁内何为有人、问头风发之原委、问头疼痛何以分虚实、问目眵何有生、问拳毛倒睫症出何经、问蟹眼吐珠、问风弦赤烂症出何经、问胬肉扳睛症出何经、问黄脓上冲自出何经、问突起睛高出自何经、眼症大略、分辨内外障之法、医案、诸方便览

眼科开光易简秘本

一〇四

表2　底本与《补编》标题目录比较

秘本	补编	
独有标题目录	独有标题目录	共有标题目录
止头痛方、部位图、相兼图、针法、针仪式、下气散血方、内障歌、五要捷经、五忌捷经、二十四气宝石丹、炼甘石法、万一丹、眼之总纲、八宝灵丹、问蟹眼吐珠、问风弦赤烂症出何经、问胬肉扳睛症出何经、问黄脓上冲自出何经、问突起睛高出自何经、原序、医案、诸方便览、附各症医案、保婴出痘经验，第一简易良方	眼之总论、易简五脏所属眼图、用药总诀、用药探症法、医案十九则、第三部分点药	看目定法、内病见于部位内障总论、窍门、针后照常论、针后变幻论、五经部位、五脏相兼论、缓急先后用药之法、眼病专重于心、心经部位、肝经部位、脾经部位、肺经部位、肾经部位、问答十一条举起大纲者、问瞳仁内何为有人、问头风发之原委、问头疼痛何以分虚实、问目眵何有生、问拳毛倒睫症出何经、眼症大略、分辨内外障之法

校 注 后 记

表3　底本与《捷要》《补编》内容比较举隅

秘本	捷要	补编
缓急先后用药之法	缓急先后用药之法	缓急先后用药之法
症有缓急，药有先后，而病目者，痛与痒互发，止痛为急，用药为先，止痒可缓，用药为后。肿与泪齐来，退肿为急，用药为先，止泪可缓，用药可后。而且上热下冷，除热为急，用药为先，补冷可缓，用药可后。再者妇女因信期而生血膜，调经为急，用药为先，退膜可缓，用药可后。因孕娠而起瘀肉，固胎为急，用药为先，散瘀可缓，用药可后。更有小儿因麻痘伤眼，解毒为急，治眼可缓，或疳积伤目，磨疳为急，治目可缓。略举数种，以明缓急先后之法，余不尽举，贵善推之为要也	症有缓急，药有先后，如病目者，痛与痒互为急，用药为先，止痒可缓，用药可后。肿与泪齐来，退肿为急，用药为先，止泪可缓，用药可后。而且上热下冷，除热为急，用药为先，补冷可缓，用药可后。再则妇女因信期而生血膜，调经为急，用药为先，退膜可缓，用药可后。因孕娠而生瘀肉，固胎为急，用药为先，散瘀可缓，用药可后。更有小儿因麻痘伤眼，解毒为急，用药为先，治眼可缓，用药可后。或疳积伤目，磨疳为急，治目可缓。略举数种，以明缓急先后之法，余不尽举，贵善推之之为要也	症有缓急，药有先后，如病眼者痛与痒同发，止痛为急，用药可先，止痒为缓，用药可后。肿与泪齐来，退肿为急，用药可先，止泪为缓，用药可后。而又有上热下冷，治热为急，用药可先，治冷为缓，用药可后。再则妇女因信期而生血膜，调经为急，用药为先，退膜为缓，用药可后。又有因孕娠而生瘀血恶肉，固胎为急，用药为先，散瘀为缓，用药可后。更有小儿因麻痘而生眼病，解毒为急宜先，治眼可缓宜后，又有疳积坏目，治疳为急，治目为缓。聊举数节，以便观审，惟望用药者善推之而已矣

　　《秘本》在江西初版付梓后，由于篇幅精干，廉验易行，很快受到当地医者及医学爱好者的推崇，纷纷传抄。

抄录者在抄录过程中结合自己的行医体会不免将心得、感悟等附其左右，如学术思想经验和案例方剂等都会先后有补充，甚至会直接在原文部分进行增补改动，兼之刊刻医家的增补改动等，这些在古籍出版和流传当中是常见现象。江西作为本书初版和发源地，抄录和改动现象众多，《补编》虽在江西出现，但和底本却出入较多。《捷要》虽然自称是"得高人传授所著奇异秘方"，但可推测应为本书偶然流传入川，并未进行大范围的改编，因为保留原本的内容及特色较多，与本次校勘所用底本更加相近。因而将两书均选作参校本。

三、学术内容及特色

《秘本》一书继承了前代许多优秀眼科著作的学术思想和临证经验，在此基础上，对眼科基础理论、临床诊断及治疗等方面的认知有了新的发展和创新。如卷一"内病见于部位"及卷二"五经部位"以两目五位为主论五脏分属，与传统五轮八廓学说大异其趣，极富特色。又如卷一"看目定法""内病见于部位"有关眼科诊断内容，主张据白珠或周围红筋壅盛的位置判断属何经何脏之病，这是在《审视瑶函》"而廓惟以轮上血脉丝络为凭"的基础上发展而来。"内障总论"中对眼的结构进行的论述，提出内为精膏，外由二十四重皮壳重重包裹，内容较《证治准绳》更有新意。而"窍门""针法""内障歌""五要捷经""五忌捷经"主要讨论金针拨障术的内容，对进针部位、操作步骤、手术适应证的选择、手术前后的护理将息、术中并发症的观察，特别是对金井（瞳孔）的观察、病人全身情况的要求等都有较为全面的论述。其内容的详尽程度甚至超过《审视瑶函》和《目经大成》等前代诸书。

此外，本书对眼病病症因机治法的论述较为详尽，如对"蓝膜下垂"的治法就逐层立法，分为"初则清肺，继用温肺，三则敛肺，四则补土以生肺，次第治之"。如此周密深入的方法，他书罕见。且在眼病治法中，大胆施用温补，如对"翳似卷帘"诸症。不过本书对眼病症状的描述则大都较为简略，如"血膜下垂""众星聚睛"等。当然部分病症名称也有新意，如自拟新名的"梅花多白""翳形强厚""翳形柔薄""金星镇瞳"等；有的较有意义，如"神光电闪"；有的或更为准确，如"乌风胀瞳"等。综合来看，本书的成就除针拨内障外主要侧重于对眼病病症名称的增补完善和对病症诊治方法论述的创新，传统七十二问内容的补充等方面均较有特色，因此研究本书对于眼科专科的学术理论和临床实践都有重要的补充意义。

四、结论及其他

参校本《捷要》与《补编》虽然与底本书名有异，但从内容和体例上看极为相近。由于底本在付梓后再版很少，而传抄者众多，因而有许多抄本散落民间，这一点结合本书正文前所补序言就可见端倪。其后两书分别出版于

1947 年和 1934 年，《补编》建国后还有再版，不仅内容上保留了多数的底本原文，也有新的发挥和添加，因此在本次整理时，不仅将《捷要》和《补编》作为校本，也将两书成为本次研究的对象。本书作者虽难以为胡梅臣内弟冠名，使之流芳后世，但读者不可不知。

病症名词索引

方名索引

总 书 目

I

本　草

IV

秘珍济阴

黄氏女科

女科万金方

彤园妇人科

女科百效全书

叶氏女科证治

妇科秘兰全书

宋氏女科撮要

茅氏女科秘方

节斋公胎产医案

秘传内府经验女科

外科真诠

枕藏外科

外科明隐集

外科集验方

外证医案汇编

外科百效全书

外科活人定本

外科秘授著要

疮疡经验全书

外科心法真验指掌

片石居疡科治法辑要

儿　　科

婴儿论

幼科折衷

幼科指归

全幼心鉴

保婴全方

保婴撮要

活幼口议

活幼心书

小儿病源方论

幼科医学指南

痘疹活幼心法

新刻幼科百效全书

补要袖珍小儿方论

儿科推拿摘要辨症指南

外　　科

大河外科

伤　　科

正骨范

接骨全书

跌打大全

全身骨图考正

伤科方书六种

眼　　科

目经大成

目科捷径

眼科启明

眼科要旨

眼科阐微

眼科集成

眼科纂要

银海指南

明目神验方

银海精微补